医療現場の
アンガー
マネジメント
入門

大浦 裕之 著
岩手県立中央病院副院長　東北大学医学部臨床教授

はじめに

　本書に興味を持っていただき、ありがとうございます。私はかつて、長期にわたり上司からすさまじいパワーハラスメント（パワハラ）を受けた経験があります。当時、パワハラ被害を病院上層部に訴えても、誰一人として対応してくれませんでした。相談窓口すらも存在しませんでした。今振り返ると、メンタルを潰されず医療事故も起こさなかったことは本当に幸運でした。命を守る現場でパワハラを平気で行う加害者と、それを放置する病院組織……。そのとき感じた「こんなことが命を守る医療現場であっていいのか」という強い義憤の思いが、その後のハラスメント対策活動におけるモチベーションの原点となりました。

　医療機関は、怒りをむき出しにして他者にぶつけることが黙認されている"怒りの無法地帯"です。これまで勤務した多くの病院で見てきたのは、医療スタッフが罵声や過度の叱責などのパワハラを受け、その状況がほぼ放置されているという現状でした。医療現場は他の業種に比べて怒りが湧きやすい要素がそろっており、一瞬の怒りがパワハラに直結しています。そして医療者は、このような環境に無条件で耐えるべきものとされてきたのです。

医療現場のパワハラは人権侵害であるとともに、被害スタッフに精神的ストレスを与え、意欲減退や注意力低下によるインシデントを引き起こす原因となります。さらに、パワハラは看護職員の離職による人手不足や、心理的安全性の低下によるコミュニケーション不全に起因した医療事故の要因となり、医療安全及び経営上の観点から医療機関にとって重大な脅威となっています。しかしながら、日本の医療機関では、これまでほとんど組織的なパワハラ対策は取られてきませんでした。2022年4月に改正労働施策総合推進法、いわゆるパワハラ防止法により、医療機関も含めた全事業体にパワハラ防止対策が義務化されました。これを機に、医療安全が最優先であるべき医療機関こそ、一層のパワハラ対策に取り組む必要があります。

　高度急性期病院である当院（685床）では、2019年9月に宮田剛病院長の主導の下、ハラスメント防止対策プロジェクトが発足し、私がリーダーを拝命しました。「義憤」を胸に、「ハラスメント防止対策を組織としてどうシステム化できるか」と自問自答しながら、様々な施策による防止対策体制を整備してきました。本書の巻末には、当院のハラスメント防止対策関連資料を掲載しました。各医療機関で自由にご活用ください。

　こうしてハラスメント防止対策に関わっていた中、あるきっかけで、アンガーマネジメントに出会いました。ア

ンガーマネジメントは「怒らないこと」とよく誤解され
ますが（私もそうでした）、決して「怒りを6秒我慢する
方法」ではなく、「怒る必要があるときは上手に怒り、怒
る必要のないときは怒らずに済む」ことを目標とします。
「怒りの感情」のコントロールスキルであるアンガーマネ
ジメントの最終目標は「怒りで後悔しないこと」です。

　アンガーマネジメントは心理トレーニングであり、3
つのコントロールを反復練習することで、怒りにくい体
質へと変容することを目指します。すなわち、怒りが衝
動的に湧いたときに思わず反応しない「衝動のコント
ロール」、「〜べき」という考え方を緩め、他人や物事に
対する許容度を上げて無駄に怒らないようにする「思
考のコントロール」、そして、怒るか・怒らないかを判断
する「行動のコントロール」です。

　「アンガーマネジメントでパワハラをある程度防止で
きるかもしれない」と思い立ち、日本アンガーマネジメ
ント協会認定アンガーマネジメントファシリテーター資
格を取得し、2020年6月から院内全体でアンガーマネ
ジメント普及啓発活動（アン活）を開始しました。活動
1年後のアンケート結果では、36％の職員が「パワハ
ラが減った」と感じており、さらに64％が「アン活は
パワハラ抑止に有効」と回答しました。この結果から、
怒りの感情をコントロールすることでハラスメント抑止
につながる可能性が示唆されました。本書では第1章

で、当院でのアン活とその効果を紹介しています。

　当初は、主にハラスメント防止対策としてのアン活に取り組んでいましたが、活動を続けるうちに、自分自身が無駄な怒りによるストレスから解放され、家族を含めた周囲との人間関係が大きく改善されたことに気付きました。そしてアンガーマネジメントにより、物事の見方が変わり、人生そのものが前向きになり、とても生きやすくなったと実感しています。このように、アンガーマネジメントはプライベート面でも大いに効果を発揮します。この気付きを得てからは、ハラスメント対策に限らず、医療従事者のウェルビーイング向上に資するスキルとしてアンガーマネジメントをお伝えしています。

　本書は日経メディカル Online の連載「大浦裕之の『医療従事者のためのアンガーマネジメント入門』」をベースとして構成したものです。各医療機関におけるハラスメント対策の参考に、そして何より皆様の今後の人生に何かしら役立つヒントになれば幸いです。

2024 年 9 月

大浦裕之

CONTENTS

目 次

はじめに ………………………………………………………………… 3

第1章　基礎から学ぶアンガーマネジメント

● アンガーマネジメントはなぜ必要か

1. 医療機関は"怒りの無法地帯" ……………………………… 14
2. 緊迫した医療場面でのパワハラは「あおり運転」と同義 ……… 19

● 岩手県立中央病院での"アン活"の取り組み

3. 組織的な"アン活"推進でパワハラを予防 ………………… 24
4. 怒りが頻発する高度急性期医療現場への
"アン活"導入の効果 ……………………………………… 32

● 怒りはなぜ生まれるのか理解しよう

5. 脳科学的に見た「怒り」の発生メカニズム ………………… 41
6. 「べき」型思考があなたを怒らせる ………………………… 47
7. マイナスの感情・状態が「怒りの燃料」に ………………… 53
8. 破壊的行動につながる「問題ある4つの怒り方」…………… 59
9. なぜ医療現場で怒りが湧きやすい？
その理由を徹底解説 ……………………………………… 64

第2章　怒りをコントロールするテクニック

1. 怒りの衝動をコントロールする2つのテクニック 74

2. 怒りにくい体質への変容を目指す「思考のコントロール」......... 81

3. 怒りのトリガーを引かないための「期待」の手放し方............... 87

4. 「メタ認知」で自分の心の状態を客観的に把握する 93

5. より望ましい対応につなげる「リフレクション」..................... 100

6. どうしても許せない場合の「行動のコントロール」............... 107

7. 「リフレーミング」で視点を変える 114

8. 幸せな人生へ導く感情マネジメントスキル
「WISER モデル」... 122

9. WISER モデルを感情コントロールに生かす 128

第3章　医療現場でのパワハラを防ぐ

1. ハラスメントがもたらす医療安全の深刻な危機.................. 136

2. これってパワハラ？
医療現場で押さえておくべきポイント 146

3. パワハラから病院を守る──カギとなる「3つの措置」 166

第4章　**Q＆A編**

FAQ1　部下を指導するときに、怒るなと言われても無理だ。
　　　　怒らなければ部下は成長しない。
　　　　その人間を放置すればいいのか？ ……………………………… 174

FAQ2　職場で怒っている人にどう対処すればいいのか？ ………… 176

FAQ3　パワハラ常習者（特に医師）に対し、
　　　　現場はどう対応すればいいのか？ ……………………………… 177

FAQ4　パワハラ行為者にも様々な事情があったはず。
　　　　行為者に厳しい対応は一方的ではないか？ ………………… 180

FAQ5　パワハラ常習者がハラスメント防止研修会に来ないが、
　　　　どうすればいいのか？ ……………………………………………… 183

FAQ6　パワハラ常習者でなくても
　　　　アンガーマネジメントを学ぶ意味があるのか？ ……………… 184

FAQ7　アンガーマネジメントを院内に普及させるには
　　　　どうしたらいいか（当院でも普及可能か）？ ………………… 186

● **高校生から寄せられた質問**

Q1　怒りの衝動のコントロールで、対症療法として深呼吸を
　　　したり、頭の中で100から3ずつ引くなどがあるが、
　　　実際本当に効果が期待できるのか？ ………………………… 188

Q2　対症療法で怒りを抑えることができたとしても、
　　　ストレスはたまらないのか？ ……………………………………… 189

Q3　怒っている人を見たとき、情動感染しないためには
　　　どのような対策を取ればよいか？ …………………………… 190

Q4　マイナス感情（怒りの燃料）を抱きやすい人の対処法を
　　　教えてほしい。 ……………………………………………………… 191

Q5　実際にアンガーマネジメントの普及活動に携わって、
　　　気付いたことや大切だと考えたことは何か。 ……………… 192

Q6　アンガーマネジメントにデメリットはあるか。 ……………… 193

資料編　ハラスメント防止対策資料集

1. ハラスメントの防止、調査に関する院内規程と書式

　　岩手県立中央病院
　　ハラスメント防止対策委員会設置要綱 …………………………… 196

　　ハラスメント防止対策委員会 構成員 …………………………… 198

　　ハラスメント相談受付票 …………………………………………… 199

　　行為者聞き取り票 …………………………………………………… 200

　　回議等用紙 …………………………………………………………… 201

2. パワハラに関する調査票

　　パワーハラスメントについてのアンケート ………………………… 202

3. 院内ガイドライン

　　岩手県立中央病院ハラスメント対応ガイドライン ……………… 207

4. 院内で掲示した啓発用ポスターの例 ………………………………… 217

　　あとがき ……………………………………………………………… 229

第1章

基礎から学ぶ
アンガーマネジメント

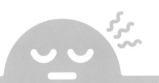

● アンガーマネジメントはなぜ必要か

1

医療機関は
"怒りの無法地帯"

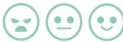

　なぜか不機嫌な執刀医が、助手に対して罵声や叱責を数時間にわたり浴びせ続ける。執刀医の後ろに立つ指導医が、怒りに任せて執刀医を足げにする。仏頂面の前立ち指導医が、手術が終わるまでの数時間、執刀医を無視して質問にも答えない。電子カルテの不具合に腹を立てた外来担当医が関係スタッフを怒鳴りつける。病棟看護師から深夜にコールを受けた担当医が、理不尽に怒鳴り返す。患者や家族の面前で、病棟担当医がスタッフを面罵する。看護師が同僚に陰湿で執拗な嫌がらせを繰り返す──。

　こうしたシチュエーションは、程度の差はあるものの全国の医療機関で生じていると認識しています。大学病院や高度急性期医療を担う基幹病院などで30年以上にわたって外科医を続けてきましたが、様々な場面でスタッフが怒りをぶつけられるのを目の当たりにしたり、私自身も経験してきました。自身が怒りをあらわにしてしまったときには、ひどい後悔の念にさいなまれました。

このような経験をしたことのある読者の方も少なくないのではないでしょうか。

　医療機関は、怒りをむき出しにして他者にぶつけることが黙認されている"怒りの無法地帯"状態にあると思います。医療従事者は"怒りの無法地帯"に無条件で耐えなければならないものとされてきました。これまで様々な病院に勤務してきましたが、この状況を異常と捉え、人権的な観点から改善しようとした病院はなかったように思います。時代の変化に伴い、こうした言動はパワーハラスメントとして問題視されるようになり、防止対策に取り組む病院も増えつつあります。それでも、実際のところ院内にハラスメント対策委員会があるかどうか、パワハラ被害に遭った際にどこに相談したらよいのかも分からない方も多いのではないでしょうか。

　私は現在、岩手県立中央病院のハラスメント防止対策委員会委員長として、院内のハラスメント対策に取り組んでいます。その中でも、怒りの感情をコントロールする「アンガーマネジメント」の普及啓発には特に力を入れています。これから本書でお伝えしていきますが、医療現場は他の業種に比べて怒りが湧きやすい要素がそろっています。それにもかかわらず、ほとんどの医療機関で組織としてのガバナンスは機能していないに等しく、スタッフは悲惨な環境であっても耐えるしかない状況が続いています。当然ながら、看過してよいことではありません。

職員の46％が直接的または
間接的にパワハラを経験

　ハラスメント対策に真剣に取り組むきっかけが訪れたのは、2019年8月のことでした。ある日のこと、宮田剛病院長に院長室に呼ばれました。

　「ハラスメント防止対策プロジェクトを立ち上げようと思います。そのリーダーを先生にお任せしたい」

　宮田病院長は同年4月に、当院の行動目標の1つとして「魅力ある職場環境整備」を制定し、精力的に推進していく姿勢を打ち出していました。私にリーダーが勤まるか不安でしたが、病院長の本気度を肌で感じ、すぐに承諾しました。医療機関のハラスメント防止対策プロジェクトのリーダーを担えるのは、医師しかいないと考えていたからです。

　同じ2019年8月、岩手県立中央病院が職員を対象に実施した職員満足度のアンケートで、直接的または間接的にパワハラを経験した職員は46％に上りました。皆、こんな状況下で働いているのかと強い危機感を抱きました。さらに、具体的なハラスメント行為を見ると、「怒鳴られた・感情的な叱責を受けた」「同僚の前などで叱責や注意を受けた」「無視された」——など、65％（約3分の2）が加害者の怒りを発端としていたことが判明しました。こ

れが、後にアンガーマネジメント普及啓発活動（アン活）につながります。

　アンケート結果を見て、「もう見て見ぬふりはやめよう」と決意したことを覚えています。周りの医師がスタッフに怒りをぶつけてもいさめられなかったことに対する良心の呵責や、自身が怒りをあらわにしてしまったことに対する贖罪の気持ちもありました。プロジェクトのリーダー就任をきっかけに、"怒りの無法地帯"と真正面から向き合う決心をしたのです。

　ハラスメント防止対策プロジェクトではまず、様々な媒体を用いてプロジェクトの発足について院内に周知しました。2019年12月には全職員を対象としたキックオフ研修会を複数回行いました。組織のトップの姿勢を示すことが最も重要だと考え、研修会の冒頭で宮田病院長に「ハラスメント根絶宣言」をしていただき、それから私が講師として研修を進める形を取りました。その後も現在まで様々な取り組みを重ねてきましたので、第3章で詳しく紹介させていただきます。

　「皆が一生懸命力を合わせて働いている職場で、ハラスメントなんてあり得ない」──。そう言えたらよいのですが、実際にはそうした状況とは関係なくハラスメントは存在します。むしろ、患者対応に追われる状況ではハラスメントは増える可能性があります。どんな状況にあっても、職場環境は常に誰かが冷静にモニタリングする必要があるのです。

この書籍では、日本や米国の医療現場におけるパワハラの実情や医療従事者が知っておくべきアンガーマネジメントの基礎知識と実践方法、当院におけるアンガーマネジメント普及啓発活動（アン活）の実際、医療機関が行うべきハラスメント対策などについて解説していきます。

2020年6月に改正労働施策総合推進法、いわゆる「パワハラ防止法」が施行され、2022年4月には事業所の規模によらずパワハラ防止対策を講じることが義務化されました。医療機関も例外ではありません。安全が最優先される医療機関こそ、ハラスメント対策を一層強化すべきだと考えています。

POINT

● 医療機関は、怒りをむき出しにして他者にぶつけることが黙認されている "怒りの無法地帯" 状態にある。

● 岩手県立中央病院では、怒りの感情をコントロールする「アンガーマネジメント」の普及啓発に力を入れている。

● 2020年6月に改正労働施策総合推進法が施行され、2022年4月には事業所の規模によらずパワハラ防止対策を講じることが義務化された。

第1章　基礎から学ぶアンガーマネジメント

● アンガーマネジメントはなぜ必要か

緊迫した医療場面での
パワハラは
「あおり運転」と同義

　前項の冒頭で、「手術が終わるまでの数時間、執刀医の質問に答えず無視をする前立ちの指導医」について触れましたが、これは私の周りで実際にあった話です。某病院で、ある外科医師が当時の上司（以下、上司Ａ）にかなりの長期間、すさまじいパワーハラスメント（厚生労働省のパワハラ６類型［第３章２項参照］にある「人間関係からの切り離し」、簡単に言うと無視）を受けていました。業務上、必要な質問や相談も無視され、連日、職場で空気のように扱われたのです。当時、その医師は強度のストレスで職場でも家庭でも常に注意散漫で不安定な状態になり、土休日も心は全く解放されていない様子でした。

　それでも、外科医ですから執刀しないわけにはいきません。執刀するときに、上司Ａが助手として目の前に立ち、術中すさまじい目つきで彼をにらみ、一言もしゃべらずにいるんですね。その状況でも彼は安全に手術を完遂しなくてはなりませんでした。もし、

ストレスによって注意散漫になり、術中に大量出血などの大きな
トラブルが発生して、結果的に患者さんが亡くなるなどの重大な
医療事故が発生した場合、上司Aは「私のパワハラが原因であり、
私の責任です」と言うでしょうか。そんなはずはありません。当然、
執刀医の責任とされるでしょう。

　手術室のような緊迫した場面におけるパワハラは、結果的に第
三者を巻き込む事故を起こす可能性があるという意味では、「あ
おり運転」並みの犯罪に等しい行為といえます。2020年6月30
日にはあおり運転を取り締まる「妨害運転罪」が創設され、あお
り運転に厳しい罰則が科されました。なぜ厳しい罰則が科される
かというと、人命に関わる行為だからです。それを考えると、やは
り医療機関は"怒りの無法地帯"といえるでしょう。

　このように医療現場でのパワハラは、患者安全の観点からも
重大な脅威といえます。被害を受けるスタッフも大変ですが、患
者さんも多大な不利益を被ります。一般の方々は全面的に信頼
し、文字通り命を預けている医療機関で、まさかこのようなこと
が起こっているとは思いもよらないでしょう。本当に恐ろしいこと
が、現実に起こっているのです。

　医療現場で発生するパワハラは、その多くが怒りを発端として
います。上で紹介した上司Aも、いつも部下のささいな言動をきっ
かけに表情が一変し、それから「人間関係の切り離し」(無視)が
数カ月続くのが常でした。これは極端な例ですが、「アンガーマネ
ジメント」は被害者の人権のみならず、患者さんを守るためにも、

医療従事者にとって必須のスキルであることがご理解いただけたのではないかと思います。

「アンガーマネジメント」は医療従事者にとって必須のスキル

　上記のエピソードからも分かるように、職場での罵声や暴言、無視、人格攻撃などのパワハラ行為は人権上のみならず、リスクマネジメントの観点からも重大な脅威となります。

　高い安全性が求められる航空業界では、過度の精神的ストレスによってヒューマンエラーが誘発され、重大な結果につながることが知られています[1,2]。医療現場でも、パワハラが被害者にとって過度の精神的ストレスとなり、ヒューマンエラーが誘発される可能性があることは容易に想像できます。例えば、怒りを浴びて頭が真っ白になった看護職員が誤った薬剤を投与したり、輸液ポンプで注入する薬液量の設定を誤ったり、患者を取り違えることは十分あり得ます。冒頭の外科医は長期間にわたってこの過度の精神的ストレスを繰り返し受け続けており、今思うと、彼が重大な医療事故を起こさなかったのが不思議なくらいです。

　さらに、パワハラによる職場の「心理的安全性」の低下がスタッフ間のコミュニケーションエラーの原因になることも指摘されています。心理的安全性の概念を提唱したEdmondsonは、複数の

病院におけるエラーの発生頻度（エラー報告数）を調査する研究で、「心理的安全性の高い（人間関係の風通しの良い）病院では、互いのエラーに関してオープンな話し合いが行われ、エラー報告数が有意に多い」ことを報告しています[3]。

　この結果を言い換えると、心理的安全性が低下している医療現場ではインシデントなどの必要な情報が隠蔽されるなどしてスムーズに伝達されず、結果として重大インシデントを引き起こす可能性が高まることを示唆しています。例えば、日ごろから威圧的な態度でコミュニケーションが取りづらい医師に対しては、たとえ患者安全上、緊急で重要な情報とスタッフが認識していても、特に深夜などにはタイムリーに報告しにくいといった状況も考えられます。Rosensteinらは、医療従事者のパワハラ行為がコミュニケーションエラーを招き、患者安全の脅威となることをVHA West Coastのグループ病院に対する大規模調査の結果を基に報告（第3章1項参照）しています[4]。

　このように、医療現場で発生する怒りを発端としたパワハラは、人権上問題となるだけでなく、医療安全の観点からも看過できない問題です。医療機関は職場における怒りによるトラブルを「当事者同士の問題」などと放置せず、本気でハラスメント防止対策を考える必要があるといえるでしょう。

参考文献・資料

1) 河野龍太郎『医療におけるヒューマンエラー 第2版 なぜ間違える どう防ぐ』(医学書院、2014) 第1部「ヒューマンエラーの考え方 医療事故を捉える」
2) 小松原明哲『ヒューマンエラー 第2版』(丸善出版、2008) 9章「チームエラーとCRM」
3) Amy Edmondson. Building a psychologically safe workplace. https://www.youtube.com/watch?v=LhoLuui9gX8
4) Rosenstein AH, O'Daniel M. A survey of the impact of disruptive behaviors and communication defects on patient safety. Jt Comm J Qual Patient Saf. 2008 Aug;34(8):464-71.

POINT

● 手術室のような緊迫した場面におけるパワハラは、結果的に第三者を巻き込む事故につながる可能性があるという意味で「あおり運転」並みの犯罪に等しい行為といえる。

● パワハラによる職場の「心理的安全性」の低下がスタッフ間のコミュニケーションエラーの原因になることも指摘されている。

● 医療現場で発生する怒りを発端としたパワハラは、人権上問題となるだけでなく、医療安全の観点からも看過できない問題。

● 岩手県立中央病院での"アン活"の取り組み

3

組織的な"アン活"推進で
パワハラを予防

　前項までに、医療現場でのパワーハラスメントは人権上のみならず患者安全の観点からも重大な脅威となること、そのため組織としてハラスメント防止対策を考える必要があることをお伝えしました。本項では怒りを発端としたパワハラを防ぐための当院の取り組みを紹介します。

アンガーマネジメントとの出会い

　岩手県立中央病院でハラスメント防止対策プロジェクトが発足し、2019年12月に全職員を対象とした研修会を行ったことは本章1項でお伝えしました。しかし、どうしても「一過性のイベント」の感は拭えず、ハラスメント防止の取り組みを継続的なものとするにはどうしたらよいか、模索の日々が続きました。

こうした中、アンガーマネジメントの普及啓発活動を思いつい
たのは、ふとしたことがきっかけでした。プライベートな話で恐縮
ですが、私の妻は怒りっぽいところがあったため、あるとき「アン
ガーマネジメントを少し学んだ方がいいんじゃないか?」と軽い気
持ちで提案してみました。すると驚いたことに彼女は早速、日本
アンガーマネジメント協会監修の通信講座を受講し始めたので
す。食卓の上に置かれたテキストを何気なく見ていると、怒りのコン
トロール手法が「衝動」「思考」「行動」の順に系統立てて初心
者にも分かりやすく解説されていることに気付きました。

「これはもしかして病院のパワハラ防止対策にも活用できるの
ではないか」と思いました。本章1項でお伝えしたように、院内の
パワハラ事案の多くが加害者の怒りを発端とする行為なのです。
アンガーマネジメントの院内普及啓発を思いついた夜は興奮して
眠れませんでした。翌朝すぐに病院長に「アンガーマネジメント
を組織全体に導入したい」と相談しました。確か、2020年2月初
旬ごろだったと記憶しています。

アンガーマネジメントはもともと、軽犯罪者やDV(家庭内暴力)
加害者の怒りのコントロールを目的とした心理トレーニング手法
として、1970年代に米国を中心に個人やグループの活動として自
然発生的に始まりました。現在も個人やグループセッションによる
トレーニングが中心となっています。しかし、病院組織全体に導
入するということは、少なくとも当院のような高度急性期かつ比
較的大規模(685床)な病院では聞いたことがなく、文献などの
資料を探してみてもほとんど、というか全く情報を得られませんで

した。そこで、全く手探りでアンガーマネジメントの普及啓発活動を発進させることになりました。

2020年5月にはアンガーマネジメント院内導入プロジェクトチームが発足し、翌月には全職員（1366人、非常勤職員を含む）を対象に普及啓発活動を開始しました。チームリーダーを拝命した私は活動と並行して講義を受講するなどして同年8月に日本アンガーマネジメント協会認定アンガーマネジメントファシリテーターの資格を取得しました。今振り返ると、当時は走りながら考えるという感じでした。

"アン活"を提案する形で 継続的な活動をサポート

普及啓発はもちろん病院主体で推進しなければなりませんが、日々業務で忙しい職員にアンガーマネジメントのトレーニングを強制するわけにはいきません。そこで、パーソナルトレーニングとしてのアンガーマネジメント活動（アン活）を病院側が提案し、サポートする形としました。"アン活"を推進するにはそもそもアンガーマネジメントの概念を広く知ってもらう必要があるため、市中の新型コロナウイルス感染症（COVID-19）の流行状況を見ながら受講希望者に集合型アンガーマネジメント入門研修（日本アンガーマネジメント協会が定める初心者を対象としたプログラム）を定期的に行いました 写真1 。

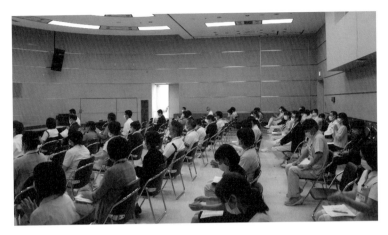

写真1 アンガーマネジメント入門研修の様子
筆者が講師となり、怒りの原因となる思考パターンや怒りの発生メカニズムについて解説した上で、怒りによる衝動や行動のコントロール方法を伝えています。

　しかし、当然のことながら誰もがアンガーマネジメントに興味を持っているわけではありません。むしろ当院のような高度急性期病院では、多忙さ故にほとんどの職員が無関心だろうと考えました（ちなみに、当院の救急搬送件数は1日24件を超え、年間受け入れ件数は8000件を超えています）。

　一般に、職場環境改善活動は、例えば「挨拶推進運動」などもそうですが、一部の方を除いてほとんど関心を持たれないのが実情です。そこで、少しでも多くの職員に関心を持ってもらえるよう、普及啓発活動の内容は簡潔で誰にでも分かりやすいものとし、様々なテーマで繰り返し行うことを心掛けました。"アン活"の目標は、「パワハラを容認しない職場文化の醸成を図る」こととしました。

具体的な取り組みとしてはまず、毎月第1月曜日を「『私、今日怒らないので』宣言‼の日」と設定し、自らの怒りの感情を意識する機会の日としました。実はこれは「24時間アクトカーム（act calm＝平静を装う）」というアンガーマネジメント手法の1つで、怒りっぽい人が1日人が変わったように穏やかになることで、自分も他人もお互いの反応や周囲の変化を観察できるというものです。自分がアンガーマネジメントを実践することで、周囲に与えることができる良い影響をリアルに体験できるわけです。職員への啓発のため、ポスターを院内の全部署に掲示しました **図1**。

　怒らない日を成功させるコツは、1日の始めに「私、今日は怒らないので」と周囲の人たちに実際に宣言することです（背水の陣となりますが……笑）。そのため、当院では毎月第1月曜日の朝と昼の2回、周知のための院内放送を行っています。徐々に院内でも浸透し、今では「アンガーの日」と呼ばれています。

　さらに、アンガーマネジメントの手法を紹介するポスターを全部署に掲示しました **図2**。ポスターで紹介するトレーニング手法やテーマは毎月変えています。手術室やカテーテル室など、緊迫した場面が多くパワハラ事案が発生しやすい場所には、特に重点的に掲示しました。職員が閲覧可能な院内グループウエアでもアンガーマネジメントの手法や関連する知識を紹介する「アンガーマネジメント通信」を週2回発信しました。特に月初の通信では、その月のポスターのテーマを詳細に解説しました **図3**。そのほか、定期的に発行している院内情報誌でもアンガーマネジメント普及啓発活動の特集を組んでもらい、広く職員の方に読ん

第1章　基礎から学ぶアンガーマネジメント

図1　「怒らない日」の啓発ポスター

> アンガーマネジメント キャンペーン
>
> 毎月第1月曜日は
> 「私、今日怒らないので」
> 宣言!!の日
>
> アンガーマネジメントに関連したご意見、
> ご要望を随時受け付けております．
> （担当：大浦　副院長室　内線　■■■■）
>
> 岩手県立中央病院
> 医療安全管理部
> ハラスメント防止対策委員会

毎月第1月曜日を「怒らない日」と設定し、自らの怒りの感情を意識する機会の日としました。

> アンガーマネジメント キャンペーン
>
> 10月の行動目標
>
> 怒りの感情を「見える化」して
> 客観視する習慣をつける
>
> その怒り，今何点？
> （何℃？）
>
> 10 ― 人生最大の怒り
> ― 許せない、激怒
> 5 ― 腹が立つ
> ― イラッとする
> 0 ― 穏やかな状態
>
> 客観視で自分の怒りのトリガーに気付けます．
>
> 岩手県立中央病院
> ハラスメント防止対策委員会

図2

標語ポスター

毎月テーマを変えて、アンガーマネジメントのトレーニング手法を紹介しています。

（※日本アンガーマネジメント協会の図を参考に作成）

図3 アンガーマネジメント通信

アンガーマネジメントの手法や関連する知識について、院内グループウエアで週2回発信しています。

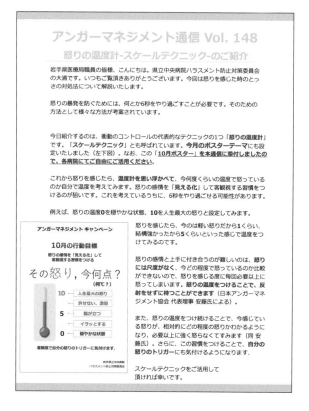

でもらいました。とにかく、多忙な職員も毎日職場でアンガーマネジメントの文字が目に付くようにと考えました。

　実は"アン活"は職場におけるパワハラ予防にとどまらず、プライベートでも威力を発揮します。職場での怒りを家庭に持ち込ま

ないようになるため、立場の強い者（この場合は職員）から立場の弱い者（配偶者や子ども）への怒りの連鎖を断ち切ることができるのです。おのおのが心豊かな職業生活を送るためにも、組織的な"アン活"推進は試す価値があると信じています。

参考文献・資料

1）大浦裕之、米通由美子、宮田 剛 医療安全に向けた会員病院の取り組み：パワーハラスメント防止に向けた組織的アンガーマネジメント導入の試み. 患者安全推進ジャーナル 2021;63:44-9.
2）大浦裕之、宮田 剛ら 高度急性期病院におけるパワーハラスメント防止に向けた組織的アンガーマネジメント導入の試み. 日本医療マネジメント学会雑誌 2021;22(2):100-4.

POINT

● 岩手県立中央病院ではまず、毎月第1月曜日を「『私、今日怒らないので』宣言!!の日」と設定した。

● 「怒らない日」を成功させるコツは、1日の始めに「私、今日は怒らないので」と周囲の人たちに実際に宣言すること。そのため、同院では毎月第1月曜日の朝と昼の2回、周知のための院内放送を行っている。

● アンガーマネジメントの手法を紹介するポスターを掲示するのも効果的。

● 岩手県立中央病院での"アン活"の取り組み

4

怒りが頻発する高度急性期医療現場への"アン活"導入の効果

　前項では当院で行っている、全職員対象のパーソナルトレーニングとしてのアンガーマネジメント活動（アン活）を紹介しました。具体的には、(1) 集合型アンガーマネジメント入門研修、(2) 月1回の「『私、今日怒らないので』宣言!!の日」、(3) アンガーマネジメントの手法を紹介するポスターの掲示、(4) 院内グループウエアでの「アンガーマネジメント通信」の発信、(5) 院内情報誌でのアンガーマネジメント普及啓発活動──といった取り組みを行っています。本項ではこれらの取り組みの効果について紹介したいと思います。

　普及啓発活動から1年経過した2021年7月、全職員（1348人）を対象に意識調査アンケートを行い、"アン活"推進によるパワーハラスメント抑制への実効性を評価しました（回答数730、回答率54.2％ 図1 ）。回答は職種別に集計し、看護師と看護師以外の2つのグループに分けて回答選択比率を比較しました。

第1章　基礎から学ぶアンガーマネジメント

　アンガーマネジメントの実践状況については、「日ごろから実践している」との肯定的回答が全体の65.9％を占めました 図2 。グループ別に見ると、看護師は71.4％、看護師以外は59.8％で、看護師で有意に高い結果となりました（p＜0.001）。

　「"アン活"が開始された後、所属部署でのパワハラは減ったと思いますか」という問いに対しては、「減った」「やや減った」という肯定的回答が全体では35.8％でした 図3 。グループ別に見ると、看護師は29.8％、看護師以外は42.4％で、看護師で有意に低い結果でした（p＜0.001）。

　さらに、「"アン活"はパワハラ抑制に有効だと思いますか」という問いに対しては、「有効」「やや有効」という肯定的回答

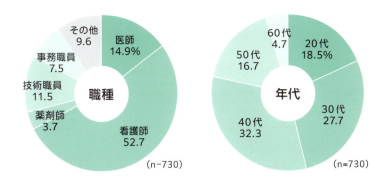

図1　意識調査アンケートの回答者属性

普及啓発活動から1年経過した頃に、全職員（1348人）を対象に意識調査アンケートを行いました。有効回答数は730、回答率は54.2％でした。アンケートは無記名方式で行い、回答者が特定されないようにしました。回答は職種別に集計し、看護師、看護師以外の2つのグループに分けて設問ごとの回答選択比率を比較しました。

が64.2％に上りました 図4 。グループ別に見ると、看護師は55.8％、看護師以外は73.6％で、こちらも看護師で有意に低い結果でした（p＜0.0001）。

これらのアンケート結果から、組織的な"アン活"推進が医療機関のパワハラ抑制においてある程度効果的な介入手法である可能性が示唆されました[1]。しかし、その効果については職種間で認識に差異があることが分かりました。また、調査の限界としてパワハラの発生件数ではなく、無記名アンケートで実効性を評価していることが挙げられます[1]。これは、実際にパワハラを受けても報告しない被害者が極めて多く、全数の把握ができない

図2 アンガーマネジメントの実施状況

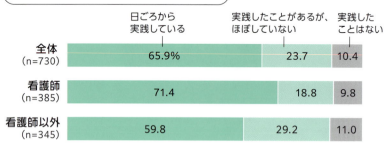

全体の65.9％が、アンガーマネジメントを日ごろから実践していると回答しました。看護師は71.4％、看護師以外は59.8％で、看護師で有意に高い結果となりました（p＜0.001）。

図3 アンガーマネジメント導入による職場への影響（1）

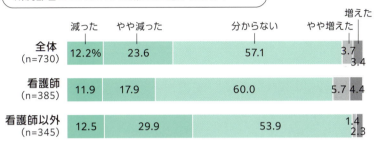

"アン活"が開始された後の所属部署でのパワハラについては、「減った」「やや減った」という肯定的回答が全体では35.8％でした。看護師は29.8％、看護師以外は42.4％で、看護師で有意に低い結果でした（p＜0.001）。

図4 アンガーマネジメント導入による職場への影響（2）

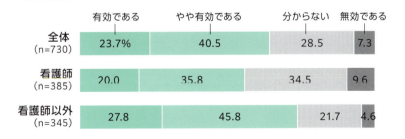

"アン活"がパワハラ抑制に有効だと思うかについては、「有効」「やや有効」という肯定的回答が64.2％に上りました。看護師は55.8％、看護師以外は73.6％で、こちらも看護師で有意に低い結果でした（p＜0.0001）。

ので、パワハラの発生件数では介入の評価が難しいと考えたためです。これらの理由から、"アン活"が確実に効果があるとまでは断定できません。

　それでも、"怒りの無法地帯"である医療機関を変えるために、取り組む価値はあると考えています。アドラー心理学の名言の1つに、課題の解決に際して「最初から完全を求めず、不完全でもまず1歩踏み出す」という考え方があります。アンガーマネジメントはパワハラ防止対策として完全な方法ではないかもしれませんが、まず第一歩を踏み出すことが必要ではないでしょうか。何もしなければ、パワハラの実態は改善しないだけでなく、さらに悪化する可能性もあります。有効かどうかは、試してみなければ分かりません。

　日経メディカル Onlineで連載を執筆されていた岸見一郎先生の著書（共著）である『嫌われる勇気 自己啓発の源流「アドラー」の教え』[2]にも、様々な示唆を頂きました。その中で、共同体が解決すべき、ある課題に関してアドラーが相談を受けた際の助言として「誰かが始めなければならない。他の人が協力的でないとしても、それはあなたには関係ない。私の助言はこうだ。あなたが始めるべきだ。他の人が協力的であるかどうかなど考えることなく」という言葉が紹介されています。アンガーマネジメントの普及啓発活動を続ける上で、このアドラーの言葉に何度も背中を押されました。この場を借りて、著者である岸見先生に厚く御礼を申し上げます。

医師の人事考課評定基準に「アンガーマネジメントの実践」を盛り込む

　医療機関でパワハラをなくすのが難しい原因の1つに、職種間ヒエラルキーの頂点とみなされる医師の存在があります。アンケートの自由回答でも、常習的なパワハラ行為者（特に医師）に対しては"アン活"推進の効果は薄く、個別の実効性のある対応を望む意見が散見されました。

　医師は常に高い技術を求められ、かつ緊急性の高い責任の伴う判断を迫られる上に、業務量の過多、睡眠不足などの疲労、スタッフや患者・家族とのコンフリクトなどのストレス因子が加わり、怒りによるパワハラを起こしやすい職種と認識されています[3]。医師の3〜5％は日常的にパワハラを起こすとされており、さらに驚くべきことに、これらの医師が医療機関全体のパワハラ事案の約40％を引き起こすとされています[4]。

　医師によるパワハラ行為は就業環境を悪化させ、特に看護師の退職に影響を及ぼして人手不足を招来するとされ[5]、米国ではパワハラを常習的に起こす医師に対する対策が長年議論されてきました[4]。しかし、わが国の医療機関ではこれまで積極的な予防対策が講じられることはほとんどなく、依然として解決困難な課題となっています[6]。

これらの理由から、当院ではこれまでに紹介した職種横断的な"アン活"推進とは別に、医師の定期人事考課評定基準に「アンガーマネジメント」の評価項目を設け、各医師との面談時に指導材料として用いています 図5 。常習的なパワハラ行為者である医師に対しては、就業規則などのルールに基づく厳格な対応が必要となります。それに加えて評価項目にアンガーマネジメントを取り入れることによる改善効果も、今後注意深くフォローする必要があると考えています。

図5　岩手県立中央病院の医師の人事考課評定基準

アンガーマネジメント

定義・着眼点
怒りの感情を自分で上手にコントロールし、他の職員や患者・家族と良好な関係を築き、働きやすい職場環境の実現に努めているか

望ましい ↑	S	他者の模範となるような行動や言動が見られ、関係職員が働きやすい環境実現に極めて大きな貢献をしている
普通	A	他者がストレスに悩むことが少なく、業務に集中できる環境整備に努めている
	B	怒りの感情をコントロールし他者と良好な関係を築き、問題なく業務を行っている
	C	他者に対して、大声で怒鳴る、執拗にミスを追及する、人前で批判するなどの行動が時々見られ、他者の業務に支障を来すこともある
↓ 要改善	D	他者に対して、大声で怒鳴る、執拗にミスを追及する、人前で批判するなどの行動が多く見られ、他者の心身に影響が出るほどの多大なストレスを与えている

医師の人事考課評定基準の評価項目にアンガーマネジメントを追加することで、その実践の必要性を医師に認識させました。

厚生労働省は毎年12月を「職場のハラスメント撲滅月間」と定め、ハラスメントのない職場環境をつくる機運を盛り上げるために集中的な広報・啓発活動を実施しています。当院でもこの啓発運動に合わせ、12月を「パワハラ防止強化月間」と定め、アンガーマネジメント通信で周知・啓発を行っています**図6**。年末に向けて忙しくなる時期でもありますが、こうした活動を通じて各医療機関でパワハラ撲滅の機運が高まることを願っています。

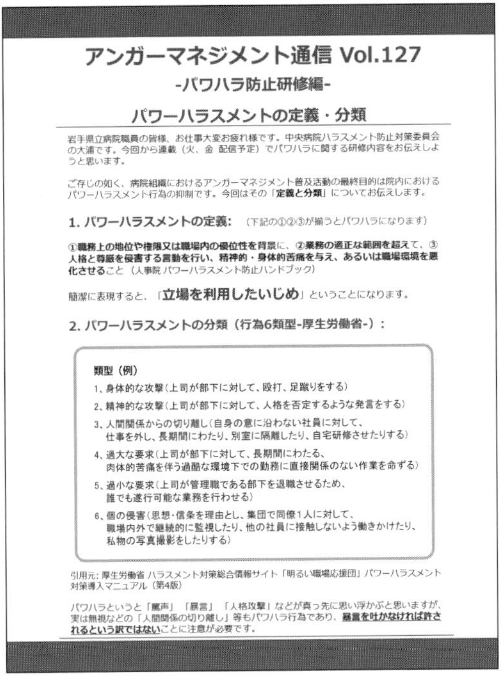

アンガーマネジメント通信 Vol.127

-パワハラ防止研修編-

パワーハラスメントの定義・分類

岩手県立病院職員の皆様、お仕事大変お疲れ様です。中央病院ハラスメント防止対策委員会の大浦です。今回から連載（火、金 配信予定）でパワハラに関する研修内容をお伝えしようと思います。

ご存じの如く、病院組織におけるアンガーマネジメント普及活動の最終目的は院内におけるパワーハラスメント行為の抑制です。今回はその「**定義と分類**」についてお伝えします。

1. パワーハラスメントの定義：（下記の①②③が揃うとパワハラになります）

①職務上の地位や権限又は職場内の優位性を背景に、**②業務の適正な範囲を超え**て、**③人格と尊厳を侵害する言動を行い、精神的・身体的苦痛を与え、あるいは職場環境を悪化させる**こと（人事院 パワーハラスメント防止ハンドブック）

簡潔に表現すると、「**立場を利用したいじめ**」ということになります。

2. パワーハラスメントの分類（行為6類型-厚生労働省-）：

類型（例）

1、身体的な攻撃（上司が部下に対して、殴打、足蹴りをする）

2、精神的な攻撃（上司が部下に対して、人格を否定するような発言をする）

3、人間関係からの切り離し（自身の意に沿わない社員に対して、仕事を外し、長期間にわたり、別室に隔離したり、自宅研修させたりする）

4、過大な要求（上司が部下に対して、長期間にわたる、肉体的苦痛を伴う過酷な環境下での勤務に直接関係のない作業を命ずる）

5、過小な要求（上司が管理職である部下を退職させるため、誰でも遂行可能な業務を行わせる）

6、個の侵害（思想・信条を理由とし、集団で同僚1人に対して、職場内外で継続的に監視したり、他の社員に接触しないよう働きかけたり、私物の写真撮影をしたりする）

引用元：厚生労働省 ハラスメント対策総合情報サイト「明るい職場応援団」パワーハラスメント対策導入マニュアル（第4版）

パワハラというと「罵声」「暴言」「人格攻撃」などが真っ先に思い浮かぶと思いますが、実は無視などの「人間関係の切り離し」等もパワハラ行為であり、**暴言を吐かなければ許されるという訳ではない**ことに注意が必要です。

図6

アンガーマネジメント通信

12月を「パワハラ防止強化月間」と定め、周知・啓発を行っています。

引用元：厚生労働省 パワーハラスメント対策導入マニュアル（第4版）

参考文献・資料

1) Oura H, Miyata G. Benefits of Organizational Anger Management Program to Prevent Disruptive Behaviors: A Japanese Hospital Case Study. Frontiers in Clinical Trials. IntechOpen.2023.

2) 岸見一郎、古賀史健『嫌われる勇気 自己啓発の源流「アドラー」の教え』(ダイヤモンド社、2013)

3) John PR, et al. Disruptive Physician Behavior: The Importance of Recognition and Intervention and Its Impact on Patient Safety. J Hosp Med. 2018;13(3):210-2.

4) Rosenstein AH, et al. A survey of the impact of disruptive behaviors and communication defects on patient safety. Jt Comm J Qual Patient Saf. 2008;34(8):464-71.

5) Rosenstein AH, et al. Disruptive physician behavior contributes to nursing shortage. Study links bad behavior by doctors to nurses leaving the profession. Physician Exec. 2002 Nov-Dec;28(6):8-11.

6) 藤本学ら 日本の医療現場における破壊的行動が医療者の適応状態および患者の安全に及ぼす影響. 臨床倫理 2021;9:29-40.

POINT

● 医師の3～5％は日常的にパワハラを起こすとされ、これらの医師が医療機関全体のパワハラ事案の約4割を引き起こすとされる。

● 医師によるパワハラ行為は就業環境を悪化させ、特に看護師の退職に影響を及ぼして人手不足を招来するとされている。

● 著者の施設では、医師の定期人事考課評定基準に「アンガーマネジメント」の評価項目を設け、各医師との面談時に指導材料として用いている。

● 怒りはなぜ生まれるのか理解しよう

5

脳科学的に見た「怒り」の発生メカニズム

　これまで、医療現場における"怒りの無法地帯"の現状や、怒りに起因したパワーハラスメントの抑制にアンガーマネジメントが有効である可能性をお伝えしてきました。本項では、そもそもなぜ怒りが発生するのか、そのメカニズムについて見ていきたいと思います。

　怒りは、私たち人間が持つ最も強力で重要な感情の1つです。怒りに関する研究は数多くありますが、ここでは怒りの発生に関する脳科学的アプローチを中心に概観していきます。なお、本項で紹介する内容は脳科学の素人である、いち医学者である筆者が文献などを基に収集した、一般的な情報として読んでいただけると幸いです。

怒りは自身を守ろうとする「防衛感情」

　Zillmann は、万人に共通する怒りを湧き上がらせる要素として、「『危険にさらされた』という意識」があると解説しています[1]。「『危険にさらされた』という意識」には、運転中に横から車をぶつけられそうになったとか、他人に暴力を振るわれそうになったなどの物理的な身体の危機だけでなく、自尊心や名誉などへの抽象的な危機も含まれます。日常生活では、物理的な身体の危機に比べて抽象的な危機の方がはるかに多いと考えられます。

　日常生活での抽象的な危機は、そのほとんどが「自尊心に対する脅威」でもたらされます。例えば「ばかにされた」「不当な扱いや無礼な扱いを受けた」「軽んじられた」「侮辱された」「大切な目標達成の邪魔をされた」──などです。皆さんもこのような理由で、日常の様々な場面で怒りを覚えた経験があるのではないでしょうか。2022年3月に米国で開催された第94回アカデミー賞授賞式で、俳優のウィル・スミスが妻を侮辱されて激怒し、プレゼンターであるクリス・ロックを壇上で平手打ちした事件が思い起こされます。

　それではなぜ、自分が危険にさらされたと感じたときに、衝動的に怒りの感情が湧き上がるのでしょうか。脳科学的に見ていきましょう。

怒りの発生には、旧脳（脳幹の上方）である大脳辺縁系の底辺に左右一対存在する「扁桃体」が関係すると言われています。脳の情動反応における扁桃体の役割を最初に発見したLeDouxは、扁桃体が大脳新皮質の冷静な判断（判断までにやや時間を要する）を差し置いて大脳全体を怒りの情動でハイジャックし、人間の行動を支配する仕組みを解明しました[2]。LeDouxは情動に関する扁桃体の役割について、「目の前の人間のことを『自分のいとこ』だと認識できるのは海馬（事実の記憶を担う）の働きであり、『嫌なやつに出会ってしまった』と思うのは扁桃体（好悪などの情動反応を担う）の働きである」と分かりやすく解説しています。

扁桃体は私たちの身に降りかかる出来事を、扁桃体に保存されている、過去に自身が経験した情動反応の膨大なデータと照合して瞬時に識別し、脅威（自分にとって好ましくないもの）かどうかを判断します[3]。無礼な扱いを受けた、軽んじられたなどの出来事が自身にとって脅威と判断されたときには、扁桃体が瞬間的に（1000分の1秒単位レベルで）大脳全体にアラームを発します。つまり、扁桃体は脅威に対して私たちが自身の心身を守るための手段を瞬時に講じる、いわば"年中無休の常駐警備員"の役割を果たしているのです。瞬間的に判断するため、かなり不十分かつ不確かな情報を基に、「好ましくないことが起きた（あるいは起こりそうだ）！ 早く何とかしないと大変なことになるぞ！」と、自身に警告するわけです[3]。この自身の心身を守ろうとする扁桃体の働きが主体となって、怒りが瞬時に湧き上がります。これが、怒りが別名「防衛感情」と称されるゆえんです。

怒りは生存に不可欠であり、発生自体を防ぐことはできない

このように、人間の怒りの感情は、扁桃体がある出来事を脅威と判別することによってもたらされます。そして、強い怒りに付随することの多い身体症状――例えば、「あまりの怒りで顔が青ざめる」「脈が速くなる」「冷や汗が出る」「血圧が上がる」――といった症状は、交感神経系の活性化が主体となって生じます。

それでは、脅威となる出来事に遭遇した際に、扁桃体が怒りを湧き上がらせ、交感神経系の活性化を促すメリットはいったい何でしょうか。

それを考える上では、野生動物の生態がヒントになります。自然界で動物が命を脅かされる危機（天敵に遭遇するなど）に直面した際、上述のメカニズムで扁桃体が瞬間的に怒りを発生させ、交感神経系を活性化することにより、副腎からアドレナリンやノルアドレナリンが大量分泌されて血中に放出されます。脈拍を速くして血流を増やし、ブドウ糖や酸素を全身に大量に速く送り、瞬時に「戦闘モード」の体にして、全力で戦うか、逃げるかを瞬間的に判断するわけです（闘争・逃走反応）。

このように、怒りは動物が敵から身を守り、生存するために必要不可欠な感情です。瞬時に脅威に対処しなければならないよ

うな生命の危機の際には、敵の情報や状況を詳細に収集・分析した上での冷静な判断を行ったり、より望ましい今後の方針などを考えたりする暇はありません。これが、怒りが瞬時に湧き上がる理由です。

　幸いなことに、現代社会で人間が生命の危機に対して瞬時に反応しなければならないようなケースはほとんどありません。しかし、全くないともいえません。例えば、車の運転中のトラブルは自身や他人の生命に直結することから、怒りという本能的な防衛感情が湧き上がりやすいのも当然といえるでしょう。

　それでは、人間が怒りの感情を制御することは可能なのでしょうか。医学博士の柿木隆介先生は、「怒りは目の前の敵に対し、襲い掛かるか逃げるかを体に実行させるために発生する感情であり、生存に不可欠であるため怒りの発生自体を防ぐことは不可能」との見解を示しています[4]。つまり、怒りは我々人間にもともと備わっている感情なのです。

　しかし、文明が発達して人間社会が高度に形成されるにつれて、そうした原始的本能に近い怒りの感情を大脳新皮質の「理性」で制御することが必要になってきました。現代社会では、共同体生活を快適に送るため、生存に必要な感情を適切にコントロールしなければなりません。

　ここにアンガーマネジメントの存在意義があります。

参考文献・資料

1) Zillmann D. Cognition-excitation interdependencies in aggressive behavior. Aggress Behav. 1988;14(1):51-64.

2) LeDoux JE. The emotional brain: The mysterious underpinnings of emotional life(Simon and Schuster,1996)

3) Daniel Goleman『EQ こころの知能指数』(講談社、1996) 第1部第2章「情動のハイジャック」

4) 「怒り」との上手な付き合い方：脳科学から「怒り」のメカニズムに迫る! カチンと来ても6秒待つと怒りが鎮まるワケ (日経 Gooday 2016.7.29)

POINT

● 怒りの発生には、「扁桃体」が関係すると言われている。

● 扁桃体が、過去に自身が経験した情動反応の膨大なデータと照合し、脅威(自分にとって好ましくないもの)かどうかを判断。脅威と判断されたときは扁桃体が瞬間的に大脳全体にアラームを発する。

● 文明が発達して人間社会が高度に形成されるにつれ、原始的本能に近い怒りの感情を大脳新皮質の「理性」で制御することが必要になってきた。

● 怒りはなぜ生まれるのか理解しよう

「べき」型思考が
あなたを怒らせる

　前項では、「怒り」が湧くメカニズムを脳科学的な観点から概説しました。簡単に振り返ると、怒りは、動物が自身の生存の脅威となる事態に迅速に対処するために必要不可欠な「防衛感情」であり、人間にもともと備わっている感情であるため、怒りの発生自体を防ぐことは不可能である、ということでした。

　それでは、人が日常的に感じるイライラや怒りの感情は、何が原因で湧いてくるのでしょうか。本項では人の怒りの感情の発生原因について、思考パターンから考えてみます。

怒りが発生するキーワードは「べき」

怒りの原因について考えるに当たって、キーワードとなるの

が「べき」という言葉です。例えば、「マナーは守るべき」「人には親切にするべき」「会議の5分前には集合すべき」「挨拶は目下の者から率先してするべき」―― といったものです。このように、「べき」という言葉は、日常生活や仕事上の様々な場面で発動される、各自の「核となる信念（コアビリーフ）」を象徴する言葉です[1]。

コアビリーフとは、自分の大切なもの（身体、自尊心、社会的立場、時間、思い出など）を守るために、一人ひとりがこれまでの人生で長年にわたって学んだり、経験しながら築き上げてきた、独自の「価値観」「ルール」「正義」「基準」のようなものです。各自のコアビリーフは家庭環境や経験から来る教訓に基づいており、ほとんど無意識的に「正しいこと」として思考に染みついているため、なかなか自分では意識しにくく、容易には変えられないという特徴があります[1]。コアビリーフの象徴である「べき」という言葉は、「普通は○○のはず」「△△が常識だろう」「□□なのは当然だ」「▽▽しなければならない」のような言い方をされることもあります。

この「べき（コアビリーフ＝自分にとっての理想、正しい姿）」が目の前で裏切られる事態に遭遇すると、イライラしたり、怒りが湧いたりします。例えば「ばかにされた」「軽く扱われた」「侮辱された」といった怒りの感情は、「自分は丁重に扱われるべき」という「べき」が裏切られたことで湧きます。渋滞にはまっていて、脇から割り込んでくる車を見たときは「マナーは守るべき」という「べき」が裏切られて怒りが湧き、時に割り込ませないような挙動に出ることもあります。

つまり、自分自身の「べき＝理想、正しい姿」はとても大切なものであり、それが脅かされる事態に対して旧脳（大脳辺縁系）に存在する扁桃体が「好ましくないもの」として反応し、防衛感情としての怒りを湧き上がらせて「戦闘モード」にさせていたというわけです。

イライラや怒りの感情が湧き上がる原因は「期待外れ」

この「べき＝理想、正しい姿」は、他人の言動や出来事に対する「期待」と言い換えることもできます。私たちは、日常生活や仕事上のあらゆる場面で、常に自分にとって都合の良い理想的な展開を期待しています。この期待が裏切られる、すなわち「理想と現実のギャップ＝期待外れ」が生じることがイライラや怒りの原因です[2]。

皆さんも、最近怒りを感じた出来事を振り返ってみてください。まず間違いなく、何らかの「期待外れ」の要素があったはずです。ちなみにある研究によると、理想と現実のギャップが大きいほど、またその出来事が自分にとって重要であればあるほど、怒りの程度は大きくなるとされています[2]。

私が30歳代の頃の、ある病院での経験が思い起こされます。私は呼吸器外科医ですので、気胸や胸部外傷などで夜間もよく

救急センターに呼び出されていました。ある日の未明（午前2時ごろ）、緊張性気胸の患者が搬送されてきたと連絡があり、急いで自宅から病院にタクシーで向かいました。道中、私が考えたのは、「緊急処置が必要だから、到着するまでに外科処置セット、胸腔ドレーンバッグなどの準備は済んでいるだろう」「ひょっとしたら、（処置前の）消毒も済んでいるかな」「既に応急の脱気済みか」など、救急センターに入った瞬間に、即座にドレーン挿入という理想の姿を思い描いていました。

　上記のような「期待」（妄想）で頭を充満させつつ、救急センターに駆け付けました。そこで見たのは、ストレッチャーに苦しそうに横たわる当該患者（心電図モニターと鼻カニューレ3L／分装着のみ）で、周囲には何の準備もないばかりか、スタッフも1人も付いていない状況でした。周囲を見渡すと、他にも救急搬送されてきた患者がいて、スタッフは全員そちらにかかりきりになっていました。

　この「完璧な期待外れ」の光景を目の当たりにした瞬間、文字通り腹の底から怒りが湧き上がり、大声で怒鳴ってしまいました。あのとき、私は「緊張性気胸は1分1秒を争って処置すべき（実際そうではあるのですが）」「専門医が到着するまでに、できる限り準備はしておくべき」「少なくとも1人は患者のそばに付いてバイタルサインを観察すべき」といった「べき」を、全て裏切られたのでした。

　このとき、私は目の前の患者が生命の危機にあったために我を

忘れてつい怒鳴ってしまったと、その後もずっと思っていました。この光景を見ていたスタッフの目にも、「患者のために怒っている医師」と映ったことと思います。しかし、誤解を恐れずに言えば、怒りは「他人のため」に湧くわけではありません。

　人が怒りを表明するときは、必ず何らかの「べき」が裏切られ、「理想と現実のギャップ＝期待外れ」に遭遇しているのです。その期待外れの事態により、自分の何か（ほとんどの場合は自尊心や名誉、社会的立場）が危機にさらされ、扁桃体がその事態を脅威と認識して防衛感情としての怒りが湧くのです。

　本項のまとめです。人は誰しも、日々の生活や仕事上の様々な場面で、独自の「価値観」「ルール」「正義」「基準」である「核となる信念（コアビリーフ）」を発動させています。つまり、自分にとっての理想像を無意識に周囲に期待しています。この期待が裏切られる事態が生じ、不利な状況に追い込まれたとき、自身に対する脅威と認識することでイライラしたり、怒りが湧くという仕組みです。この一連の思考の流れは瞬時であるため、衝動的に怒りが湧き上がるように感じるのです。

　アンガーマネジメントで自分の怒りを適切にコントロールするには、本項で紹介した怒りの発生原因に対する理解が非常に重要になります。これは、当院のアンガーマネジメント普及啓発活動、すなわち"アン活"の中で一番重要視している部分でもあります。

参考文献・資料

1) 安藤俊介『はじめての「アンガーマネジメント」実践ブック』(ディスカヴァー・トゥエンティワン、2016)

2) Generation of anger. Psychology at the Turn of the Millennium, Volume 2. (Psychology Press, 2002)

POINT

● 怒りの原因を考えるキーワードは「べき」という言葉。日常生活や仕事上の様々な場面で発動される、各自の「核となる信念（コアビリーフ）」がベースにある。

● コアビリーフとは、自分の大切なもの、一人ひとりがこれまでの人生で長年にわたって学んだり、経験しながら築き上げてきた、独自の「価値観」「ルール」「正義」「基準」のようなもの。

● 私たちは、日常生活や仕事上のあらゆる場面で常に自分にとって都合の良い理想的な展開を期待している。この期待が裏切られること、すなわち「理想と現実のギャップ＝期待外れ」がイライラや怒りの原因となる。

● 怒りはなぜ生まれるのか理解しよう

7

マイナスの感情・状態が「怒りの燃料」に

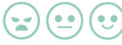

　前項では怒りの感情の発生原因について、人の思考パターンを基に解説しました。ほとんどの人（私自身もそうでした）は、自分が怒ったのは他人の言動や出来事に原因があると考えています。例えば、「Aさんがひどいことを言ったので、（自分が）怒るのは当然だ」「車が割り込んできて腹が立つ」「こんなに待たされたのに謝罪がなく頭に来る」――といったことです。

　それでは、怒りの原因について、例えば、朝出社して同僚に挨拶したのに返されなかったという出来事を基に考えてみましょう。「挨拶は当然返すべき」と考える人の中には、「べき＝理想、正しい姿」が裏切られ、「軽く扱われた」「悲しい」と自尊心の危機が生じて怒りが湧く人もいるかもしれません。一方、「こちらの挨拶に気付かなかったのかな」「何か考え事をしていたのかもしれない」とスルーする人もいるでしょう。このように、同じ出来事であっても怒る人もいれば怒らない人もいます。つまり、出来事そのものが怒

りの原因ではなく、各自の「べき」による反応、すなわち出来事に
対する「意味付け」が怒りの原因であることが分かります。

マイナスの感情・状態にあると
怒りの炎が大きく燃え上がる

　このように、人は自分の「べき」型思考（独自の「価値観」「ルー
ル」「正義」「基準」）で、様々な場面ごとに理想的な状況を期待し
ています。その理想と現実のギャップ（＝期待外れ）に対し、大
脳辺縁系に存在する扁桃体が「好ましくない事態」と判断して防
衛感情としての怒りが湧き上がるのです。他人の言動や出来事な
どの外部要因は、ただの怒りのきっかけ（刺激）にすぎません。

　出来事そのものが怒りの原因ではないという考えは、私にとっ
てまさに思考のコペルニクス的転回でした。

　この事実は大変重要です。なぜなら、怒りの原因が外部要因
ではなく自分の思考の中にあるのなら、怒りを自らコントロール
できるからです。もし、怒りの原因が外部要因であれば、コント
ロールは不可能で常に怒りに振り回されることになり、そもそも
アンガーマネジメントが成り立ちません。

　日本アンガーマネジメント協会は、怒りの発生メカニズムをライ
ターに例えて説明しています 図1 。燃えている炎を怒りとしま

す。ライターで火を付けるには着火石で火花を散らすことが必要です。自分の「べき」が裏切られた瞬間に着火石が回る（火花が散る）のです。

しかし、火花が散っただけでは炎は燃え上がりません。炎が燃え上がるには、燃料ガスが必要です。そのガスとなるのが、マイナスの感情・状態です。マイナスの感情とは、不安や心配、つらい、苦しい、悲しいなどの感情で、マイナスの状態とは体調不良、疲労感、睡眠不足、空腹などの状態です。これらの存在が大きいと、ガ

図1 怒りの発生メカニズム

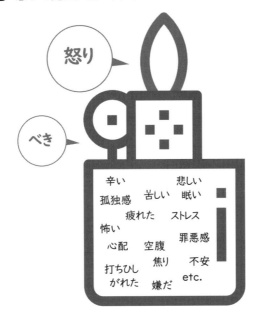

（出典：日本アンガーマネジメント協会）

ス圧が高いため火花に大量のガスを送り込み、「怒りの炎」が大きく燃え上がります。

　かつて勤務していた病院の、ある患者さんのエピソードを振り返ってみます。外来診療日の午前中、患者さん（退職した医師から引き継いだ70歳代男性、肺癌の術後フォローで今回が初対面）を診察室に呼び入れて初対面の挨拶をし、患者誤認防止のため氏名と生年月日を尋ねました。すると、患者さんはぶぜんとした表情で机の上にある患者ファイルを指差しながら、「そこに書いてあるだろ？　医者のくせに字も読めないのか？　情けないやつだ」と言い放ったのです。

　これにはさすがに私も内心イラッとしましたが、気を取り直して「ところで最近、体調はいかがですか？」と尋ねました。すると、患者さんは「あんたな、いいわけないだろう？　調子が良かったら、こんなところに来ると思うか？」と言ってきました。ここまでの暴言はなかなか経験することはありません。その日は外来が終わっても、1日中嫌な気分のまま過ごすことになりました。医療従事者は、感情労働によるストレスが非常に大きい職種であると改めて実感した日でした。

　それにしても、その患者さんはなぜ、こんな態度を取ったのでしょうか。本人の性格もあるでしょうが、恐らくマイナスの感情・状態（怒りの燃料）がかなり充満していたのだと考えられます。検査結果を聞くまでは心配も大きかったでしょう。担当医師が変わるのも、不安だったに違いありません。そして何より、予想以上に

待たされた疲労感から、マイナス感情・状態のガス圧が臨界点まで上昇していたと推察されます。

そして、「ここまで待たせたからには、まずは謝罪があってしかるべき」の「べき」が発動していたのだと思います。その後、診察室に呼び入れられ、「大変お待たせしてしまい、すみませんでした」の一言がないと判断した瞬間、「べき」が裏切られ、「軽んじられた」と自尊心の危機を察知して着火石が回り、怒りの炎が燃え上がったと考えられます。さすがに、「俺を待たせたことに対して謝罪しろ！」とは言えなかったために、あのような態度に出たのでしょう。

こちらとしては、それほどお待たせしたつもりはありませんでしたが、そのように感じられたのであれば申し訳なかったと思います。この出来事を経験したことで、今は全ての患者・患者家族に「大変お待たせしました」と一言言い添えるようになりました。

日常的に心身のケアを十分に行っていて、これらのマイナス感情・状態がたまっていなければ、「べき」が裏切られて着火石が回り、火花が散ったとしてもそれほどの怒りは湧いてきません。多少イラッとする程度でしょう。しかし、マイナスの感情・状態が充満していると、怒りが一気に燃え上がるのです。

日ごろ温厚な人でも、体調が悪かったり、睡眠不足だったり、疲れがたまってくるとイライラしますよね。逆に、日ごろ怒りっぽいと思われている人も、元気で余裕があるときは穏やかなことも

あり、いつも怒っているわけではありません。日常の意識的な心身のケアが、アンガーマネジメント実践の土台になっていることが、お分かりいただけたのではないでしょうか。

「最近イライラしているな」と思ったら、着火石が回っているサインです。炎が燃え上がらないよう、意識的に心身の疲労のケアに努めましょう。それが私のお勧めするパーソナルトレーニングとしてのアンガーマネジメント活動（アン活）の基礎になります。

POINT

● 日本アンガーマネジメント協会は、怒りの発生メカニズムをライターに例えて説明している。

● 自分の「べき」が裏切られた瞬間に着火石が回る（火花が散る）。炎を燃え上がらせる燃料ガスとなるのは、マイナスの感情・状態。

● マイナスの感情とは、不安、心配、悲しい、怖い、焦りなどである。

● マイナスの状態とは体調不良、疲労感、睡眠不足、空腹などの状態で、これらの存在が大きいと、怒りの炎が大きく燃え上がる。

● 怒りはなぜ生まれるのか理解しよう

破壊的行動につながる「問題ある4つの怒り方」

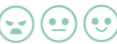

　前項では、怒りはマイナスの感情やマイナスの状態の存在が大きいときに、それらを燃料として湧き上がりやすいことをお伝えしました。このようなときは、ささいな刺激（期待外れの出来事など）がきっかけで怒りが起こりがちです。そのため、日常の意識的な心身のケア、特に適切な食事や睡眠、運動を心掛けることを、当院のアンガーマネジメント普及啓発活動（アン活）では活動の土台として推奨しています。

　アンガーマネジメントは怒りの感情と上手に付き合うための心理トレーニングで、1970年代に米国で自然発生的に生まれたとされています。その後、次第に学術的に体系化され[1]、時代とともに一般化。認知行動療法の一般的な手法として確立し[2]、現在では様々な職場研修や成人・青少年教育などの分野で導入され、その効果が実証されています[3]。

日本アンガーマネジメント協会は、アンガーマネジメントを「怒りの感情で後悔しないこと」と定義しています。決して「怒らないこと」を目指すのではなく、怒る必要があることは上手に怒り、怒る必要がないことは怒らなくて済むようになる、その線引きを上手にできるようになることを目指します。

　このように、アンガーマネジメントでは、「怒ること自体は構わない」というスタンスが大前提となっています。これまでの項で触れてきたように、怒りは人に備わっている自然な感情（防衛感情）であり、本能的に、かつ瞬間的に湧き上がってくるものです。ただし、だからといって本能のままに怒りをあらわにしていいのかといえば、そうではありません。

「問題のある怒り」の4つの特徴

　日本アンガーマネジメント協会では、(1) 強度が高い、(2) 持続性がある、(3) 頻度が高い、(4) 攻撃性がある――という4つの特徴のうち、1つでも当てはまるようであれば、「問題のある怒り」だとして、アンガーマネジメントを学ぶことを推奨しています。

　(1) の強度が高い怒りとは、ちょっとしたことで激高したり、一度の怒りでとても強く怒ることです。皆様も、周囲に思い当たる節のある方がいると思います。本章5項で解説しましたが、強度が高い怒りとは、ある出来事を「自身に対する脅威」と察知した旧

脳（大脳辺縁系）の扁桃体が大脳新皮質の冷静な判断（判断までにやや時間を要する）を待たずに大脳全体を怒りの情動でハイジャックした状態といえます。この状態では冷静な判断は望むべくもなく、事態は悪化する一方です。

　（2）の持続性があるとは、昔の怒りを思い出したり、持ち続けたり、怒っているときに過去の怒りを「足し算」して怒るような怒り方をすることです。私が幼少期の頃、親戚の集まりの宴席で、よく大人たちが数十年前の怨恨を持ち出しては殴り合いのけんかをしていました。このとき、女性たちが急いで台所に行き、包丁を隠していたのをよく覚えています。怒りが持続すると、本当に恐ろしい事態に発展しかねません。

　（3）の頻度が高いとは、1日中イライラしている、カリカリしているような怒り方のことです。始終眉間にしわを寄せて腕組みしたり、舌打ちしたり、キーボードのエンターキーを強くたたいたり、貧乏揺すりを続けたり……目に見える形で、周囲に不機嫌をまき散らします。ちなみに、これらの行動は“パワハラの芽”と呼ばれています。このタイプの人は体にマイナスのオーラがまとわりついているため、周囲から敬遠され、コミュニケーションエラーが頻繁に起こりがちです。それが新たな怒りを生むきっかけになる悪循環が生じています。

　（4）の攻撃性があるとは、怒りを人にぶつける、自分の中にため込む（我慢、自己否定など、自分を攻撃対象にして傷付ける）、物を壊す（壁を蹴る、ドアを手荒く閉めるなど）のように、怒りの

攻撃性を適切ではない方法で発散しようとすることを指します。

　これらの特徴のある怒り方は、職場の雰囲気を悪化させ（情動感染）、周囲との関係を破壊して信用を失わせるだけでなく、自分自身と周囲の仕事の効率を低下させます。「イライラして仕事に集中できなかった」「理不尽に怒られてかっとしてしまった」「感情的に怒ってしまい、その後、人間関係を修復するのに時間がかかった」といったことは、皆様も経験があるのではないでしょうか。このように、感情に振り回されると自分の関心の対象が仕事から人間関係に変化します。つまり、怒りの感情をコントロールできないことで、ハラスメントを起こしやすくなるだけでなく、自分と周囲の仕事の効率も大幅に低下してしまうのです。

　医療現場の場合、「問題のある怒り」の中でも「強度が高い怒り」と「攻撃性がある怒り」が特に問題になります。医療従事者による罵声、過度の叱責や人格攻撃などのハラスメント行為は、海外では「破壊的行動（disruptive behaviors；DB）」と呼ばれ、「他の医療スタッフや患者・家族を傷付けたり、おびえさせたりする言語的または非言語的行為で、患者ケアの質の低下をもたらし、患者安全を脅かすもの」と定義[4]。スタッフの保護に加えて患者安全の面からも重視されています。人の命を扱う医療現場で、怒りが人命に関わる危険性をはらんでいます。医療従事者は日々様々な激しいストレスにさらされ、それが怒りの反応を増幅させてDBの要因の1つになっていることを、今改めて見直す必要があります[5]。

参考文献・資料

1) Novaco RW. Anger Control: The Development and Evaluation of an Experimental Treatment(Rowman and Littlefield,1975)

2) Beck R, et al. Cognitive-Behavioral Therapy in the Treatment of Anger: A Meta-Analysis. Cognitive Therapy and Research. 1998;22: 63-74.

3) Pish S, et al. Anger Management Program Participants Gain Behavioral Changes in Interpersonal Relationships. Journal of Extension. 2016;54(5), Article 25.

4) American Medical Association. Opinion 9.4.4 Physicians with Disruptive Behavior. Year Last Modified: 2017

5) Wilson BL, et al. Bullies at work: the impact of horizontal hostility in the hospital setting and intent to leave. J Nurs Adm. 2011;41(11):453-8.

POINT

● 日本アンガーマネジメント協会は、アンガーマネジメントを「怒りの感情で後悔しないこと」と定義している。

● 日本アンガーマネジメント協会では、(1) 強度が高い、(2) 持続性がある、(3) 頻度が高い、(4) 攻撃性がある　という4つの特徴のうち、1つでも当てはまるようであれば、「問題のある怒り」だとしている。

● 怒りの感情をコントロールできないことで、ハラスメントを起こしやすくなるだけでなく、自分と周囲の仕事の効率も大幅に低下させてしまう。

● 怒りはなぜ生まれるのか理解しよう

9

なぜ医療現場で怒りが湧きやすい？その理由を徹底解説

　私はこれまで様々な場面で、スタッフが怒りをぶつけられるのを目の当たりにしたり、私自身も怒りを浴びてきたりしました。なぜ、医療現場ではパワーハラスメントに直結する怒りが湧きやすいのか。本項ではこの点についての解説を試みたいと思います。

　医療現場における怒りの発生要因を考える上では、一般企業の職場環境とは全く異なる、以下の特殊性を考慮する必要があります。

① ミスが許されない環境

　医療機関は人の命に関わる業務を行っており、エラーが重大な結果をもたらす可能性が常にあります。このような緊張感を伴う状況下では、ミスに対して厳しい風土が醸成されやすいことは容易に想像できます。

② 頻繁に求められる緊急対応

　高度急性期の医療現場では、緊急処置を要する患者が次々に搬送されてきますが、そのような状況では、現場スタッフの焦りや不安などのマイナス感情が、「怒りの燃料」となることもしばしば見受けられます。つまり、余裕がない状況で人は怒りをあらわにしやすいのです。

③ 高度かつ複雑な業務内容

　医療の業務内容は高度で、かつ複雑なものであり、医療機関は「高信頼性組織（HRO：High Reliability Organizations）」の1つとされています。一般にHROは失敗が許されない過酷な条件下で常に活動し、事故の発生を抑止して成果を上げる使命を持つ組織のことを指します。HROとしては、他に航空管制システム、原子力発電所、石油化学プラント、航空母艦などが例としてよく挙げられます。

④ 結果予測が困難

　医療機関が扱う対象である患者の状態は個人差が大きく、治療への反応性も異なります。他のHROが扱う対象は「正常な状態がデフォルト」であるのに対し、そもそも患者は「異常な状態がデフォルト」です。しかも、治療への反応性が個々の患者によって全く異なるため、こうした他のHROにはない不利な条件は、成果（治療結果）が不確実であることを意味します。しかしながら、ど

のような不利な条件があるにせよ、医療には結果によって評価される厳しさが常に存在します。

⑤ 対人関係によるストレス

　命に関わる業務が行われる医療現場では、業務の緊張とプレッシャーもさることながら、スタッフ間や患者・家族との対人関係によるストレスが非常に大きいのが特徴です。これは感情労働と呼ばれる要素であり、現場のスタッフにとって大きな負担となっています。

⑥ 仕事量のコントロールが不可能

　特に急性期医療を提供する医療機関の場合、通常業務中でも救急患者を優先して対応せざるを得ないなど、仕事量をコントロールすることが非常に難しい状況にあります。そして刻一刻と変化する状況下での、乏しい人的資源での対応は過重労働になりがちです。

⑦ 24時間対応の業務

　医療職の中でも、特に高度な知識と技術を持つ「超専門職」である医師は、代替可能な人的資源が少ないことから24時間対応を求められる場合も多くあり、心身の負担が大きい原因となっています。2024年4月から施行された医師の働き方改革により、このような状況が是正されていくことが望まれています。

⑧ 組織統治の欠如

　医療機関では、医師、看護師、薬剤師、検査技師などの国家資格を持つ各専門職がおのおの自律的に機能しています。このように、病院組織は独立した部署の集合体のような構造となっている特徴があり、ガバナンスが不十分になりがちです。

⑨ 医師を頂点としたヒエラルキー構造

　ほとんどの医療機関では、医師を頂点とした職種間のヒエラルキー構造が存在し、権威勾配が厳然としています。また、当該医療機関への医師派遣については、大学医局など外部の権威的組織からのコントロールもあり、医師に対する医療機関としてのガバナンスが効力を持ちにくい状況があります。医師不足が元々顕著な地方病院ではより深刻になります。それらの病院では病院の理念に合致した人材の採用は望むべくもなく、無条件でパワハラ常習者気質の医師の入職を許さざるを得ない実態があります。これが、病院組織でのパワハラ抑止が困難な根深い理由の1つとなっています。

⑩ 人材不足と多様性

　一般的に中小規模が大半である地方の医療機関は、医師に限らず全職種的に常に人手不足の状況となっています。その理由としては、知名度の低さや立地的な条件などが不利に働き、新規の人材の採用が非常に困難であることが挙げられます。そのため、

多種多様な考え方や能力を持った人が、選抜されずにそのまま入職してくることになります。このような「多様性」がネガティブな方向に働き、ハラスメントの発生要因となっている可能性があります。

⑪ ハラスメント教育の欠如

医療機関に限ったことではありませんが、様々な国家資格を持って入職してくる職員は、大学などの教育機関でハラスメントに関する教育を受けていないことが大半です。その結果、受け入れ側の病院が一から教育せざるを得ないことも問題として挙げられます。

11の要因を挙げました。これらの要因が複合的に絡み合った特殊な医療現場の環境が、スタッフのストレスを増大させる方向に働くことは自明です。中でも急性期の医療現場では、そのストレスがマイナス感情・状態となって怒りの反応を増幅させ、パワハラなどのハラスメントが頻発する要因となっています。

怒りが医療現場にもたらす影響

以下に、怒りに起因したパワハラが医療現場にもたらす様々な影響をまとめてみました。

第1章　基礎から学ぶアンガーマネジメント

① 人間関係・メンタルヘルスを破壊し離職が増加

　パワハラに代表される職場のハラスメントは、人間関係の破壊、メンタルヘルスの悪化と離職の最大の要因とされます[1]。パワハラにより人権侵害を受けた被害者は仕事へのモチベーションを喪失し、メンタルヘルスや幸福感が損なわれ、中にはうつなどの精神疾患を発症して長期休職する人もいます。結果的に、被害者は離職を選択する可能性が高まります。また直接の被害者以外の職員も、組織上層部が事態を放置する様子を見ることで組織のコンプライアンス意識の低さや自浄作用のなさを目の当たりにし、働くモチベーションが低下して離職する可能性が高まります。このようにしてパワハラにより人手不足が加速します。

② インシデントを誘発

　パワハラの発生直後は、被害者の注意力や集中力を低下させ、適切な判断や行動を妨げることからヒューマンエラーが増加します。中には重大インシデントにつながり、患者の命に関わるものもあります[2]。

　さらに時間がたった後も、パワハラ被害者は恐怖や不安から、業務に必要なスキルや能力を十分に発揮できなくなることにより、作業効率が低下し、業務の遂行に支障を来してしまうことが考えられます。このように、パワハラは医療安全のみならず、病院経営上の重大な脅威となっています。しかし、我が国ではこれまでほとんど対策は取られてきませんでした。これには長年医療に

携わってきた筆者自身も、強く責任を感じています。

③ 職場の心理的安全性が低下

パワハラの直接的または間接的（目撃者など）被害者は自己表現を抑制し、適切な情報共有や相談を行わなくなります。そのため、スタッフ間のコミュニケーション不全によるインシデントの発生や、重大インシデントのリスクが高まります[2]。

④ 職場の雰囲気が悪化

パワハラ被害者以外の周囲のスタッフにも、怒りや不安といったネガティブな感情が広まり（情動感染[3]）、2次的な影響を受けてストレスを抱えるようになり（セカンドハンド・ストレス[4]）、組織内の信頼や連帯感を損ないます。そして仕事への取り組みや成果に悪影響を与えて、職場全体のパフォーマンスにも悪影響を及ぼします。

⑤ レピュテーションリスクの増大

パワハラが行政指導や病院名公開、訴訟、マスコミ報道などへと発展することで、SNS（交流サイト）や病院口コミサイトに「あの病院ではパワハラが横行しているらしい」というような、ネガティブな情報が急速に拡散します[5]。その結果、風評被害などの病院イメージの悪化につながりかねません。このようなレピュテーション（評判）のダメージは、求人などで悪影響を及ぼし、

人手不足をさらに加速させます。

⑥ 訴訟リスク

　パワハラ事案が発生した場合、病院及び加害者は、被害者に民事上の責任を問われる恐れがあります。具体的には、民法415条の債務不履行責任（安全配慮義務違反）や民法715条の使用者責任、民法709条の不法行為責任などが問われる可能性があります。その上、加害者は刑事罰（名誉毀損罪、侮辱罪、脅迫罪など）や懲戒処分（減給、降格、訓戒、懲戒解雇など）により社会的信用・地位を失い、さらには自身の家庭が崩壊するリスクもあります。

　このように、医療機関におけるパワハラの影響は深刻であり、医療従事者のメンタルヘルスや作業効率、離職率、医療安全及び病院経営に大きな影響を与えることが示されています[1,2]。医療機関は地道に、パワハラを未然に防ぐ施策を講じていく必要があるのです。

　そして、パワハラの最大要因は怒りの感情です。これが、当院で2020年6月より全職員（約1400人）を対象とした、アンガーマネジメント普及活動（アン活）を展開してきた理由です[6]。確かに怒りの感情コントロールを呼び掛けるだけでは、パワハラの発生を十分に抑止できないことも承知しています。しかし、それでも現状を少しでも変えていくためには、改善の可能性がある何らかの対策をまずは試みてみることも必要ではないで

しょうか。

参考文献

1) Rosenstein A, Lauve R, Russell H. Disruptive physician behavior contributes to nursing shortage. Physician Exec.2002;28:8-11.

2) Rosenstein AH, O'Daniel M. A survey of the impact of disruptive behaviors and communication defects on patient safety. Jt Comm J Qual Patient Saf.2008;34(8):464-71.

3) Friedman, H.S., Riggio R.E. Effect of individual differences in nonverbal expressiveness on transmission of emotion. J Nonverbal Behav .1981;6:96-104

4) Sue Shellenbarger: How Busy Colleagues Spread Secondhand Stress Rushing creates anxiety and resentment among co-workers. (THE WALL STREET JOURNAL 2013.12.10)

5) 新田龍：働き方の「今」を知る：パワハラを根絶するために知るべき"5つのポイント"（ITmedia ビジネス ONLiNE 2022.7.18）

6) Oura H, Miyata G. Benefits of Organizational Anger Management Program to Prevent Disruptive Behaviors: A Japanese Hospital Case Study. Frontiers in Clinical Trials. IntechOpen.2023.

POINT

● 怒りの発生要因を考える上では、業務内容や組織構造など医療機関の特殊性を考慮する必要がある。

● パワハラが医療現場にもたらす様々な影響には、(1)人間関係・メンタルヘルスを破壊し離職が増加、(2)インシデントを誘発、(3)職場の心理的安全性が低下、(4)職場環境の雰囲気の悪化による生産性の低下、(5)レピュテーションリスクの増大、(6)訴訟リスク――などがある。

第 2 章

怒りをコントロールする
テクニック

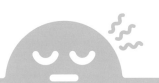

怒りの衝動を
コントロールする
2つのテクニック

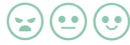

　第1章8項では、問題となる「4つの怒り」の特徴について解説しました。自分の怒り方が、1.強度が高い、2.持続性がある、3.頻度が高い、4.攻撃性がある——の1つでも当てはまるようであれば、「問題のある怒り」となります。

　これらの問題のある怒り方は、職場の雰囲気を悪化させ、周囲との関係を破壊し、時にハラスメント加害者となる可能性があり、信用を失いかねません。また、感情をコントロールできないことでエラーが生じやすくなり、自分自身も周囲も仕事の効率が大幅に低下します。

　さらに、このような怒り方をする人は周囲から敬遠され、コミュニケーションエラーも頻繁に起こりがちです。それが新たな怒りを生むきっかけになります。このように、問題となる4つの怒りが職場に与える影響は甚大です。

第2章　怒りをコントロールするテクニック

　日本アンガーマネジメント協会ではアンガーマネジメントを、「怒りの感情によって後悔しないこと」と定義しています。怒りの衝動のコントロールができなければ、怒りによって後悔することになりかねません。怒りに任せて反射的な反応をし、ハラスメント問題になってしまうケースは、残念ながら医療現場では時々見かけられます。

　怒りの衝動をコントロールする上で最も大切なことは、怒りに任せた反射的な反応をしないことです。自身に対する脅威を察知した扁桃体（大脳辺縁系）が、大脳新皮質（前頭前野）の冷静な判断（情報を収集・分析した上で、自分に最も有利な判断を下すため、やや時間がかかる）を待たず、大脳全体が怒りの情動で瞬間的に"ハイジャック"された結末が良いことはまずありません。この冷静な判断が下るまで約4～6秒程度かかるとされており[1]、少なくともこの間を何とかやり過ごす必要があるのです。

　しかし、そうは言っても「怒り＝防衛感情」は人間の本能です。瞬間的に湧き上がってくるため、怒りに反射的に反応しないことは、とてつもない困難を伴います。そこで、この「怒りの衝動」のコントロールを目的に、様々な方法がこれまで考案されています。

　アンガーマネジメントでおなじみの「6秒ルール」は、イラッとしても怒りが湧いても6秒間をやり過ごし、大脳新皮質（前頭前野）の冷静な判断を待ちましょうという、至極当然のルールです。6秒で怒りがなくなるわけではありませんが、少しでも理性的になることはできます 図1 。

75

図1 衝動のコントロール（6秒）

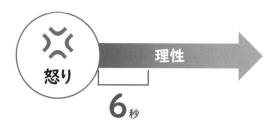

（出典：日本アンガーマネジメント協会）

　以下に、衝動をコントロールする手法として日本アンガーマネジメント協会が推奨する「スケールテクニック」をご紹介します。

怒りの温度計（スケールテクニック）

　衝動をコントロールする代表的なテクニックの1つが「怒りの温度計」です。「スケールテクニック」とも呼ばれています。怒りを感じたら、温度計を思い浮かべて、今何度くらいの温度で怒っているのか自分で点数化してみます **図2**。怒りの感情を「見える化」して客観視する習慣をつけるのが狙いです。これをあれこれ考えているうちに6秒をやり過ごせる可能性が高くなり、ある程度冷静な判断が下せる状態になります。

　例えば、怒りの温度「0」を穏やかな状態、「10」を人生最大の怒りと設定してみます。怒りを感じたら、「今のは軽い怒りだから

第2章　怒りをコントロールするテクニック

図2 イライラ・怒りの温度（点数）を測る

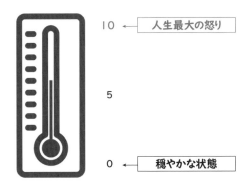

（出典：日本アンガーマネジメント協会）

1くらい」「結構強かったから5くらい」といった感じで温度をつけます。自分なりに今までの経験の中から、比較のための基準を決めておくのもいいかもしれません。私の場合、例えば、第1章7項で書いた「外来患者からのいわれのない暴言」は、かなりの怒りを覚えたため、怒りの温度を5にしています。

　また、以前勤めていた某病院での会議中に、皆の前で攻撃されて恥をかかされ、イラついたことがあり、これを「3」にしています。そして朝にスタッフに挨拶を無視されたことを「1」として、比較する際の基準にしています。

　日本アンガーマネジメント協会ファウンダーの安藤俊介氏によると、「怒りの温度をつけ続けることで、今感じている怒りが、相対的にどの程度の怒りか分かるようになり、必要以上に強く怒らなくて済みます。さらに、この習慣を身に付けることで、自分の怒

りのトリガーにも気付けるようになります」とのことです。このスケールテクニックを活用していただければ幸いです。

タイムアウト

タイムアウトは怒りやイライラを感じる場所から離れよう、という方法です。ここでのタイムアウトの意味は、スポーツでいう「タイム」のことです。試合途中での一時中断でよく使われますね。医療現場でも手術やカテーテル検査開始前の際、全員が一斉に手を止めて、手技手順の確認を行うときなどでもおなじみです。一旦、その流れや状況を中断するということです。

怒りを感じた相手の前や状況の渦中にそのままいると、6秒をやり過ごすのは至難の業となり、怒りに任せた反応をしてしまいがちです。そんなときは「ちょっとトイレに行ってくる」などと、その場を一旦離れること、また戻ってくることを伝えてから離れることが効果的とされます。この間に深呼吸や軽いストレッチを行ったりしてある程度冷静になってから、また話し合いに戻ればより望ましい対応ができます。

30歳代の頃、病棟での病状説明の場で、激高した家族に胸ぐらをつかまれたことがありました。ちなみにこれは立派な暴力行為で、この時点で警備員を呼んでもよかったかもしれません。若気の至りで私も怒りをあらわにし、その場が紛糾したことが思い出され

ます。あのとき、タイムアウトの知識があればと悔やまれます。このように、医療現場で様々な怒りの感情を経験した身として、タイムアウトは皆様にお伝えできる現実的な対処法と考えます。

怒りを感じたら、真っ先にするべきこと

　以前、あるサイトの記事に心理カウンセラー・メンタルレスキュー協会理事長の下園壮太先生による大変興味深いお話が掲載されていました[2]。以下に概要を記します。

　相手に不遜な態度を取られて、思わずプチン！と怒りが発生したとします。下園先生は最初にするべきは「直ちに距離を取ること」としています。上述の"タイムアウト変法"ともいえます。下園先生によると「その場を速やかに離れて、トラブルの相手が見えず、声も聞こえない場所に移動します。物理的に無理な場合は、スマホで動画を見る、好きなアイドルやペットのことを思い出す、呼吸に集中するなどして、イメージの中で距離を取るようにしましょう。自分なりのお題目を唱えるのも有効です」とのことです。確かに怒りの対象を目の前にして「魔の6秒」と格闘するのも大変ですが、可能であれば距離を取るという方法が現実的な解決法かもしれません。

　これらの他にも様々な手法が考案されています。繰り返しになりますが、怒りは衝動的に湧き上がってくるものであり、油断すれ

ば即座に脳全体をハイジャックされます。自分に合ったコントロール法を探すことが大事です。ちなみに私自身は「ストップシンキング（頭の中を空白にする）」＋タイムアウトの組み合わせをよく使っています。

参考文献・資料

1) 「怒り」との上手な付き合い方：脳科学から「怒り」のメカニズムに迫る！ カチンと来ても6秒待つと怒りが鎮まるワケ（日経 Gooday 2016.7.29）
2) 下園 壮太「怒りが爆発しそうな人」が真っ先にやるべき行動、元自衛隊「メンタル教官」が解説（東洋経済オンライン 2022.4.14）

POINT

● 衝動をコントロールする代表的なテクニックの1つが「怒りの温度計」。怒りを感じたら、温度計を思い浮かべて、今何度くらいの温度で怒っているのか自分で点数化する。

● ほかにも「タイムアウト」という、怒りやイライラを感じる場所から離れようという方法がある。一旦、その流れや状況を中断する。

● 衝動のコントロールには様々な手法があるので、自分に合ったものを探すことが大事。

2

怒りにくい体質への変容を目指す「思考のコントロール」

　前項で、怒りの衝動をコントロールする方法を紹介しましたが、そもそも怒りが湧きにくいようにする工夫もあります。いわば、より怒りにくい体質へシフトする「体質改善」です。以下に、どういう考え方をすれば、より怒りにくくなるのかを見ていきます。

「べき」を緩める「思考のコントロール」

　第1章6項で、「べき」型思考により怒りが湧き上がりやすいことを概説しました。「べき」型思考とは、例えば、「公共マナーは守るべき」「お客様には敬意を払うべき」「目下の者から率先して挨拶すべき」などといったものです。簡単に言うと、自分自身や他人に対して「あるべき姿＝理想像」を課す、ということです。この自身にとって、とても大切な「べき」が目の前で裏切られると、旧脳（大脳辺縁系）に存在する扁桃体が「好ましくない事態」として瞬時

に反応し、防衛感情としての怒りが湧きます。

　この「べき」は、「各自の根本となる信念＝コアビリーフ」を象徴する言葉です[1]（コアバリューと呼ばれることもあります）。各自のコアビリーフは生まれてから現在に至るまでに、様々な教育や経験を通して形成されてきたものであり、ほとんど無意識的に「正しいこと」として思考に染みついているので、なかなか自分では意識しにくく、容易には変えることができないという特徴があります。

　より怒りにくい体質に変化していくため、日本アンガーマネジメント協会では、この「べき」を可能な範囲で少しずつ緩めていくことを推奨しています。何十年も思考に染みついている「べき」を消し去ることは非常に困難ですが、緩めることは可能なはずです。「べき」を緩めるとは、今まで「許せない」と思っていた出来事を、「まぁいいか、そんなこともあるよね」と許容できるようになることです。日本アンガーマネジメント協会では、これを「思考のコントロール」と呼んでいます。

「思考のコントロール」の三重丸

　「思考のコントロール」では、三重丸の図を使って考えます **図1**。一番中心にあるのが「許せるゾーン」、その外にあるのが「まぁ許せるゾーン」、さらにその外にあるのが「許せないゾーン」

です。ある出来事をどのゾーンに分類するのか、冷静に考えるわけです。そして「まぁ許せるゾーン」（まぁいいか）を可能な範囲で広げていきましょう、というのが思考のコントロールです。

一般的に「まぁ許せるゾーン」の狭い人（許せないゾーンが広い人）は、出来事が許せないゾーンに入る確率が上がり、許容度が低くイラッとすることが多い人です。一方で「まぁ許せるゾーン」が広い人はおおらかな人です。

日本アンガーマネジメント協会によると、思考のコントロールとは、この三重丸を上手に線引きすること、としています。同協会ファウンダーの安藤俊介氏は、「客観的に出来事を判別して意識的に『まぁ許せるゾーン』を拡大する習慣をつけることで『心の許容量』は大きくなり、多少のことでは『怒り』を感じにくくなります。この三重丸の図を思い浮かべることで、より効果的に『べき』を緩めることができるようになります」としています。ぜひ、三重丸をご活用ください。

実例で見ていきましょう。以前ある病院で、朝こちらが挨拶しても挨拶を返さないスタッフがいました（私以外に対してもそうでしたが）。私も昭和の体育会系の人間ですので、目上に挨拶しないなどという無礼なことは、到底考えられません。ここでの私の「べき」は「年下から率先して挨拶すべき」です。そこで、この出来事で私の「べき」が裏切られ、三重丸で一番外側の「許せないゾーン」に分類されることになります。当然、扁桃体が「好ましくない事態」として瞬時に反応し、怒りの感情が湧きます。この「許せな

図1 「思考のコントロール」の三重丸の図

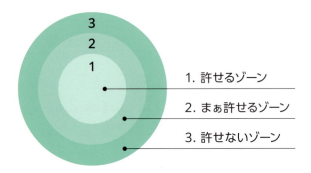

（出典：日本アンガーマネジメント協会）

いゾーン」の出来事に毎朝遭遇することにより、1日のスタートは常に不快な感情に見舞われることになりました。でも、やはり朝は気持ちよく仕事をスタートしたいですよね。

　ある日、ふと「なぜ毎朝、こんなささいなことでイヤな思いをしなくてはならないのか」と考えました。振り返ると、とてもばからしく思えたのです。そして自分の「べき」そのものが、自分を苦しめていることに気付きました（怒りはストレスなのです）。実は、自分の怒りに相手の存在は関係ありません。他ならぬ、自分の思考(べき)が自分を苦しめているのです。

　そこで私はあるときから、そのスタッフが挨拶を返さなくても気にしない（アドラー心理学では、「相手の言動は相手の課題」とします[2]）と心に決めました。そう割り切ることにしたのです。相手の思考はコントロールできません。自分の精神衛生上の観点か

らも、自身の「べき」（目下の者から率先して挨拶すべき）を緩めることにしたのです。「許せないゾーン」の出来事を、「まぁ許せるゾーン」（まぁ、そんな人も世の中にはいるよね）に移行させた形です。すると不思議なことに、朝にどんな態度を取られても、次第に怒りは湧かなくなりました。

　実は、怒りにくい体質への変容を目的とした、究極の「思考のコントロール」は、怒りの発生源となって自分を苦しめている自身の「べき」を把握し、それを緩め、可能なら手放すことなのです。

　このように、怒りにくい体質に変わっていくことは、それなりの意識的な努力が伴います。ここで重要なのは、客観的に自分の思考を見つめることです。いわばメタ認知といえます（一般にメタ認知とは、自分がどのように考え、学習し、問題を解決するかを第三者的に把握し、自分自身を監視・制御できる能力とされています。本章4項参照）。

　自分がなぜある出来事に怒りを覚えるのか、その理由を考え抜く必要があります。その過程で自身の「べき」が浮き彫りになってきます。その「べき」に、怒りという苦しみを抱えてまで、執着するだけの価値があるかどうかを考えるのです。そしてそれを緩める、あるいは手放すかどうかは、最終的に自身に委ねられます。

　こうして一つひとつ、地道に自分の怒りと向き合っていくことが、怒りにくい体質改善への王道と考えます。今まで固執してきた自分の考え方を振り返り、見直していくのです。これは当院のア

ンガーマネジメント普及活動、すなわち"アン活"でも繰り返し呼びかけています。

　皆様もぜひ、自分の怒りを振り返り、俯瞰する時間を持ってみてはいかがでしょうか？　そして自分を苦しめている（怒らせている）不健全な「べき」を見つけて、緩めていければいいですね。

参考文献・資料

1) 安藤俊介、『はじめての「アンガーマネジメント」実践ブック』（ディスカヴァー・トゥエンティワン、2016）
2) 岸見一郎、古賀史健『嫌われる勇気 自己啓発の源流「アドラー」の教え』（ダイヤモンド社、2013）

POINT

● より怒りにくい体質に変化していくため、日本アンガーマネジメント協会では、「べき（コアビリーフ）」を可能な範囲で少しずつ緩めていくことを推奨している。

● 今まで「許せない」と思っていた出来事を、「まぁいいか、そんなこともあるよね」と許容できるようになることを同協会では「思考のコントロール」と呼んでいる。

● 「思考のコントロール」では、三重丸の図を使って考える。「まぁ許せるゾーン」（まぁいいか）を可能な範囲で広げていく。

3 怒りのトリガーを引かないための「期待」の手放し方

　前項の内容を振り返りましょう。なぜ、ある出来事で怒りが湧き上がるのか、その理由をよく考えることで、自分の根底にある「べき」が明確になります。各人の「べき」は深く思考に浸透しており、変えることは難しいものです。したがって、怒りにくい性格に変わるためには、「思考のコントロール」を行うなど、ある程度の意識的な努力が必要となります。

　前項で紹介した「三重丸ゾーン」のうち、「まぁ許せるゾーン」と「許せないゾーン」の境界線を自分の機嫌によらず、一定にしておくことも重要です。一定にしないと、同じ出来事に対して機嫌が良いときには怒らず、機嫌が悪いときには怒るということになり、周囲の人々が混乱します。

　この「思考のコントロール」において、日本アンガーマネジメント協会ファウンダーの安藤俊介氏は、他人や物事に対する許容

度を高めるために「せめて」という言葉を使ってみることを勧めています。「せめて」どの程度なら許せるのかを考える癖をつけ、自分の許容範囲の最大限を常に意識することで、少しずつ許容度を高める（「まぁ許せるゾーン」を広げる）ことができると述べています。ぜひ試してみてください。

「期待外れ」で怒りが湧く

本項では、怒りにくい性格に変容するための有用なヒントを1つ紹介します。

私たちは日常生活や仕事上の様々な場面で、当然ながら自分にとって理想的な展開を期待しています。この期待は、自分の「べき」に基づいています。期待とは、将来の出来事や結果に対して抱いている「理想像」です。前項の例で言えば、朝の職場で後輩が率先して挨拶してくれることを期待していました。この「期待＝理想像」が裏切られること、つまり「期待外れ＝理想と現実のギャップ」がイライラや怒りの原因となります。

研究によれば、理想と現実のギャップが大きいほど、また、その出来事が自分にとって重要であればあるほど、怒りの程度が増大するとされています[1]。なぜ「期待外れ」が怒りに結びつきやすいのかというと、当然ながら、その状況が自分に不利に働くからです。期待外れの状況によって、自尊心や貴重な時間、社会的

立場などが危機にさらされ、大脳辺縁系にある扁桃体がその状況を「好ましくないこと＝脅威」と瞬時に認識し、防衛感情としてのイライラ、怒りが湧いてくるのです。つまり、その出来事そのものを「間違い」「あってはならないこと」と判断するわけです。

他人や物事に期待しすぎない

　心理学者の内藤誼人先生は「期待」に関する関連記事で、「『世の中って、そんなにいい人ばかりじゃないよ』とひねくれた考え方をしていたほうが、人間関係で苦痛を感じにくいです。なぜなら、期待が裏切られることがないからです。たとえ、性格の悪い人に出会っても、『やっぱりね』と軽く受け止めることができます。私たちは、嫌なことでもそれをあらかじめ予想しておけば、けっこう何とか耐えられるものなのです」（一部抜粋）と述べています[2]。とても示唆に富む内容です。

　理想と現実のギャップに直面して怒りを感じないためには、他人や物事に対して「期待しないこと」が重要です。もしやや強調しすぎなら、「期待しすぎないこと」と言い換えてもよいかもしれません。

　ある年の9月に休暇を取り、日本百名山の1つに登山に行った経験があります。自宅から高速道路を利用して約2時間の場所で、道中特に問題もなく、無事に現地に到着しました。妻も同行し

ていたため、登山リフトを使うことにしました（驚くことに、リフトは9合目まで乗せてくれます）。天候も良く、登山前から胸が躍っていました。ところが、予想外の出来事が突然、目の前に飛び込んできました。

　地元の高校生グループが、リフト乗り場に大勢待機していたのです。私はこの騒々しさに巻き込まれたくないと思い、妻を急かし、早足でリフトに乗り込みました。しかし、いかんせん妻と一緒だったため、後から登ってきた高校生グループにすぐに追いつかれて、その真っただ中で登ることになってしまいました。それにしてもうるさいこと、うるさいこと……。私は普段から静かな山行を旨としており、まさに地獄のような状況でした。

　果てしなく続く喧騒がますますイライラを募らせ、次第に憤りも湧いてきました。引率の教員に相談しようとしましたが、どこにも見当たりません（相談してもどうしようもないでしょうが）。妻が「どうしてイライラしているの？」と尋ねてきたので、自分の気持ちを話しました。すると彼女は、「え？　私は全然気にならないな。高校生たちはただ楽しくて仕方ないのよ」と言いました。

　彼女の言葉で、私は自分がせっかく楽しみにしていた登山を、自ら台無しにしていたことに気付きました。私は、「平日に休みを取って、早朝からこんな遠くまで来たからには、静かで楽しい山行になるはず」と勝手に期待を大きく膨らませていました。考えてみれば、旅先などでは予期せぬ出来事に遭遇することもよくありますよね。

他人の言動や物事に対して「無駄に期待を高めない」ことで、イライラをある程度避けることができるのではないでしょうか。予期しない出来事に遭遇する可能性を考えずに、過度に期待することで、実際に遭遇してしまった現実とのギャップに怒りを感じるのです。

　アンガーマネジメントは、怒りの衝動をコントロールすることに焦点が当てられがちです。例えば、「6秒ルール」などがよく知られています。しかし、怒りの発生を予防することも重要です。感染症の制御と同じですね。怒りを予防するためには、「予期せぬ出来事を予測し、心の準備をする」というリスクマネジメント的な考え方が有効です。怒りが湧いてからその都度対処するのではなく、日ごろから怒りにくい思考パターンを身に付けることが健康的です。

　物事はなるようにしかならないし、他人の思考をコントロールすることはできません。期待外れの状況を無理にコントロールしようとすることは、怒りの原因になります。ありのままを受け入れる姿勢を持つことで、怒りは湧きにくくなるのではないでしょうか。本項のエピソードがご参考になれば幸いです。

　皆さんも怒りから冷静になったときに、「自分はあのとき（怒ったとき）、何を期待していたのだろう？」と振り返ってみてはいかがでしょうか。これまで意識していなかった、周囲への様々な期待が見えてくるかもしれません。このような振り返りは一般にリフレクションと呼ばれますが、自分の思考・行動を客観視（メタ認知）

できている証拠でもあり、アンガーマネジメントのトレーニングに
とても有効です。

参考文献・資料

1) Psychology at the Turn of the Millennium, Volume 2 (Psychology Press, 2002)
2) 人間関係にも小麦と同じ"アレルギー"がある…心理学者が「嫌いな人は嫌いなままで良い」と断言する理由 「嫌いな人」から身を守るたった一つの方法 (PRESIDENT Online 2023.4.9)

POINT

● 研究によれば、理想と現実のギャップが大きいほど、また、その出来事が自分にとって重要であればあるほど、怒りの程度が増大するとされている。

● 理想と現実のギャップに直面して怒りを感じないためには、他人や物事に対して「期待しすぎないこと」が重要となる。

4

「メタ認知」で自分の心の状態を客観的に把握する

　前項で述べたように、私たちにとって、怒りのきっかけとなるのは、「期待外れ＝理想と現実のギャップ」が起こったときです。期待外れの出来事では、自尊心や貴重な時間、お金、社会的地位などが危機にさらされ、大脳辺縁系の扁桃体が瞬時にその状況を「好ましくないこと＝脅威」と認識し、防衛感情としての怒りが湧いてくるのです。

　このことから、怒りの発生を予防するためには「将来の予期せぬ出来事（期待外れ）を予測し、心の準備をする」というリスクマネジメント的な考え方が有効です。つまり、他人の言動や物事に対して「期待しすぎない」ことで、イライラをある程度防ぐことができるのではないか、ということです。物事はなるようにしかならず、他人の思考をコントロールすることはできません。期待外れの状況を無理にコントロールしようとすることが怒りの原因にもなります。私も（妻に言わせると）物事に期待しすぎる癖があり、自

分への戒めとして前項を紹介しました。

　前項の最後に、自分の思考・行動を客観視（メタ認知）し、それに基づいて内省（リフレクション）することが、アンガーマネジメントのトレーニングとして非常に有効であると書きました。本項はその「メタ認知」に関して紹介します、心理学者でもない一医学者の私が解説することをお許しください。

メタ認知とは

　メタ認知（Metacognition）は、「客観的な自己」や「もう1人の自分」と形容されるように、「（現在進行中の）自分の思考や行動そのものを対象化して認識することにより、自分自身の認知行動を把握する能力」のことです。自分自身の思考・感情・行動を客観的に認知する能力であり、脳の前頭前野の重要な機能とされています。

　この概念は意外に最近のものではなく、Flavellによって40年以上前に提唱されました[1]。元々は心理療法や認知カウンセリング療法で使用されていた考え方です。近年になって、メタ認知によって、高い目標の設定とそれを達成する力、問題解決能力などを向上させ得ることが認識され始め、ビジネススキル向上の観点から人材育成に活用されるようになってきました。さらに最近では、アンガーマネジメントの領域でもその有用性が認識されるよ

うになっています。

メタ認知の「メタ」は「高次の」「より上位の」という意味です。つまり、自分が「認知している」こと、例えばある瞬間の感情や思考などを、より上位の視点から客観的に見ることを意味します。具体的には次のような感覚です。

「自分が今、○○をしていると分かっている」
「自分が今、こういう気持ちでいることを自覚している」
「自分は今、こういう心理状態だが本当にこれでいいのか?」

つまり、ある考え・感情を抱いている自分を、その場で第三者的に客観視しているわけです。

このように、メタ認知により自分の認知プロセスに気付き、それに基づく適切な戦略を選択することで、より効率的に問題に対処できるようになるとされています。

怒りの衝動をコントロールするメタ認知

メタ認知能力は感情の知覚や理解、情動の制御、共感力など、EQ（Emotional Intelligence Quotient：情動知能指数）と呼ば

れる能力とも深い関連があることが分かっています。Goleman は
その著書『EQ こころの知能指数』の中で、「情動をコントロール
する第1のステップが、自己の情動を認識する能力（メタ認知能
力）である」としています[2]。自分の心の状態を客観的に把握す
るメタ認知能力でEQを高めることにより、人間関係の改善にも
つながりやすいということです。

　たとえ怒りそうな状況になっても、メタ認知能力が高ければ、
なぜ自分が怒っているのかを冷静に分析することができます。実
は、「自分は今、怒りそうだ」「自分は今、怒っている」と客観的に
認識できた瞬間に、怒りは既にかなりトーンダウンしているので
す。

　これはアンガーマネジメントの「衝動のコントロール」テクニッ
クの1つであるストップ・シンキング（stop thinking）に通じるも
のであり、「自分が怒りを感じている」ことに意識を集中して、感
情を客観視するやり方です。その結果「魔の6秒」をやり過ごせ、
怒鳴ることなく、適切な対処法を選ぶことができるのです。この
ように、メタ認知能力が高いと、アンガーマネジメントも自然とう
まくできるようになります。

　重要なことですので繰り返しになりますが、「自分は今、怒りそ
うだ」「自分は今、怒っている」という気付きが、アンガーマネジ
メントの上達にはなくてはならないものです。

怒りの予防にも活用できるメタ認知

　メタ認知が怒りのコントロールに有効なのは、上述のような「怒りを感じた瞬間」に限りません。「怒りの予防」にも非常に有効です。私はメタ認知の概念を知る前から、怒りの予防に関して自分流に行ってきた方法があります。それは、いつ、どんな場所で、どんな状況下で自分がイライラしたり怒りが湧いたりしたかを覚えておき、可能ならそのシチュエーションを今後避けるか、避けられなければ対処法を考えるというものです。皆さんも日ごろ意識しておられる方は多いと思います。

　例えば、私の場合、公共交通機関内での騒音（今ではあまり見かけませんが、新幹線車内での酒盛りなど）がイライラのきっかけになることが分かっていました。そこで新幹線や飛行機に乗る際には、必ず耳栓やヘッドホン（ノイズキャンセル仕様。車内、機内放送は十分聞こえます）、アイマスク、お気に入りの文庫本は必需品となっています。特に文庫本は、空港で搭乗待ち時間が長いときなどでもイライラすることもなく、ゆったり時間を過ごせる強力なアンガーマネジメントグッズです（よく考えるとスマートフォンでもいいのでしょうが）。このような周到（？）な事前の準備で、多少荷物は増えますが道中の心の平安を保てます。移動中のイライラや怒りは大きなストレスとなり、目的地でのパフォーマンスを確実に低下させます。用心するに越したことはありません。

ちなみに妻は、車中がいかに騒々しかろうと、何も装着せず悟りを開いた修行僧のように、いつも目を閉じて何時間でも泰然と座っています。私からすれば異星人そのものです。やはり人間としての器の違いを感じます。しかし私のような凡人にとっては、移動中に体を休める意識を常に持つことは重要です（笑）。

　いつ、どんな場所で、どんな状況下で自分がイライラしたり怒りが湧いたりしたかを覚えておく、と書きましたが、できればエピソードがあったその日のうちに、日記などに記しておくことが大変有用です。これは日本アンガーマネジメント協会が「アンガーログ」として推奨しています。記入項目は「いつ」「どこで」「具体的なエピソード」「そのときの自分の感情」「怒りの程度（点数化）」を手帳などに記入します。怒りの程度の点数化については、本章1項「怒りの衝動をコントロールする2つのテクニック」の中で、スケールテクニックとして詳細が書かれていますので、参考になさってください。

　自分の怒りの振り返りと今後の改善策を立案するのに、このような記録を残す習慣はとても有用です。医療従事者の方は大変お忙しいとは思いますが、ぜひ試してみてください。

　怒りの感情が湧き上がったエピソードを記録することは、自分の思考・感情を客観的に見ているメタ認知といえます。このようにメタ認知を十分に活用すれば、自分の怒り方のパターンや考え方の癖を把握できるようになり、ある程度までではありますが、怒りを「予防」できるようになります。

第2章 怒りをコントロールするテクニック

　ここまでメタ認知が怒りの瞬間だけではなく、怒りの予防にも有効であることをお話ししました。まさに、メタ認知は怒りのコントロールに必須のスキルです。

参考文献・資料

1) Flavell,J.H. Metacognition and cognitive monitoring: A new area of cognitive-developmental inquiry. American Psychologist.1979;34:906-11.
2) Daniel Goleman『EQ こころの知能指数』(講談社、1998)

POINT

● メタ認知は自分が認知していること、例えば、ある瞬間の感情や思考などを、より上位の視点から見ることを意味する。たとえ怒りそうな状況になっても、メタ認知能力が高ければ、なぜ自分が怒っているのかを冷静に分析することができ、アンガーマネジメントも自然とうまくできるようになる。

● いつ、どんな場所で、どんな状況下で自分がイライラしたり怒りが湧いたりしたかを覚えておき、可能ならそのシチュエーションを今後避けるか、避けられなければ対処法を考えるとよい。

5

より望ましい対応につなげる「リフレクション」

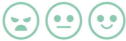

　前項の内容を少し振り返ります。メタ認知とは、自分自身の思考・感情・行動を第三者的に俯瞰して認知する能力のことで、脳の前頭前野の重要な機能とされています。そして怒りを感じたとき、「自分は今、怒りそうだ」「自分は今、怒っている」と俯瞰して認識できれば、怒りは既にかなりトーンダウンしている可能性が高いのです。これはアンガーマネジメントにおける「衝動のコントロール」テクニックの1つである、ストップ・シンキング（stop thinking）に通じるものであり、「今、自分が怒りを感じている」ことに集中して、感情を俯瞰する方法です。今その瞬間に意識を集中させるマインドフルネスともいえますね。

　また、怒りの感情が湧き上がったエピソードを、その日のうちに「アンガーログ」として記録することは、自分の思考・感情を俯瞰的に見ているメタ認知といえます。これを習慣にすれば、自分の怒り方のパターンや考え方の癖を把握できるようになり、怒りが

湧きそうな場面を予測することで、ある程度怒りを「予防」できる
ようになるということでした。そしてメタ認知は、自身の言動の内
省（リフレクション：Reflection）の基礎となる重要なスキルとな
ります。本項ではリフレクションについて解説します。

　リフレクションの概念は、米国の教育哲学者であるJohn
Deweyが提唱した「実践的認識論」における内省的思考（リフ
レクティブ・シンキング）に由来します。Deweyは、「個人が、ある
出来事での経験で得た様々な知見を事後に客観的に分析し、そ
の後の経験に応用することの重要性」を説いています[1]。このリ
フレクションの考え方は、歴史的に看護学の分野においてその
必要性が論じられてきた経緯があり、現在では特に看護の実践
において、リフレクションによる振り返りが重要な位置を占めるよ
うになりました[2]。我々医師は、大学でリフレクションに関する教
育はほとんど受けてきておらず（今はどうか分かりませんが）、実
地臨床においても大いに先行されている感がある看護分野に、
今後もぜひ学んでいきたいと思います。具体的なリフレクション
の流れは以下のようになります。

【Step1】　経験：ある出来事で具体的な経験をする

【Step2】　内省：その際の感情・行動を事後的に振り返る

【Step3】　教訓：経験を多角的に捉え、教訓を得る

【Step4】　実践：得られた教訓を基に、以後の行動を修正

つまり、経験を通して得た教訓を基に、今後の行動をより望ましい方向に修正するということです。いわゆる「PDCAサイクル変法」のパーソナルトレーニング版といったところでしょうか。

例えば、図らずも怒ってしまった場合、事後（なるべく当日中）に、自分の言動に対してメタ認知に基づいたリフレクションをすることがとても重要です。自分がなぜ怒ったのか、周囲への影響はどの程度だったか、他に対処の仕方はなかったのか、などを内省します。

そうして得られた教訓に基づく行動の修正により、今後同じ状況に遭遇すれば、より望ましい対応ができる可能性が高まります。このリフレクションには、前項でご紹介したアンガーログの活用が大変有用です。記憶が新鮮なうちに、「いつ」「どこで」「具体的なエピソード」「そのときの自分の感情」「怒りの程度（点数化）」を記録します。

リフレクションの活用例

ある病院での出来事を例に、私のアンガーログを見ていきましょう。「（いつ）〇年〇月〇日」「（どこで）手術室」「（エピソード）胸部外傷による大量血胸の緊急手術患者を搬入した際に、一部の手術スタッフが談笑を続けていて、思わず『今の状況が分かっているのか！』と怒鳴ってしまい、その場が気まずい雰囲気になっ

た」「（自分の感情）バイタルが非常に不安定な患者さんの状態に対する心配や焦燥感で、心が充満していた。スタッフが一丸となって患者を助けるべきときに、我関せずのような態度は許せなかった」「（怒りの点数）5/10点」などと手帳に書いてあります。しかし、医療従事者は大変忙しいので、もっと簡潔なメモ的なものでも構いません。

　これを基に、事後的に自分の言動を振り返ります。すると、怒りをそのまま表出する、「（あなたは）分かっているのか」という相手を主語にした「ユー（You）メッセージ」より、私が主語の「アイ（I）メッセージ」による、お願いモードで話した方が望ましかったのではないか、などと気付きが得られます。

　例えば、「（私は）少し静かにしてくれると助かる」などとお願いモードでアサーティブに言えば、あまりイヤな雰囲気にならずに済んだかもしれません。そして、これから同じような状況があった場合に、この教訓に基づく行動の修正（ユーメッセージからアイメッセージへ）をすることができます。緊迫した場面ではなかなか困難とは思いますが、そういうときほど冷静な行動が必要なのです。

　もう1つの事例を見ていきましょう。「（いつ）〇年〇月〇日」「（どこで）会議室」「（エピソード）あるテーマに関するプレゼンの終了直後、ある参加者に皆の前で否定的な発言をされ、思わず反論して気まずい雰囲気になった」「（自分の感情）皆の前で頭ごなしに否定され、恥をかかされた気がして許せなかった」「（怒りの点数）4/10点」というような私のアンガーログです。これをリフレクショ

ンしてみました。その結果、「大変貴重なご意見ありがとうござい
ました」と一旦前置きを述べて、少し間を置いてから話した方がある
程度冷静になれることが分かり（前頭前野の抑制フィードバックが機能）、その後の同様な場面では意識して実践しています。

ポジティブなリフレクションも必要

リフレクションには経験のネガティブな側面に焦点を当てる場合と、ポジティブな側面に焦点を当てる両面があります。上述の2つのリフレクションはネガティブな側面（他人の言動に対する怒りの表出）に焦点を当てています。しかし、青山学院大学経営学部教授の松尾睦先生は、「日本人はストイックだからか、『内省』しようとすると、できないことや失敗を振り返る『反省』になってしまい、ネガティブな出来事ばかり振り返りがち」としており、リフレクションには成功体験を振り返るポジティブな振り返りも欠かせないと述べられています[3]。

ポジティブなリフレクションの例として、以前はうまく行かなかったであろう、怒りの表出が必至なシチュエーションに冷静に対処できた出来事を振り返り、なぜうまくいったのかを分析することなどが挙げられます。例えば、職場で不適切な言動を繰り返し、実効性のある指導が求められているスタッフがいたとします。そしてそのスタッフに面談した際に、相手により望ましい方向への行動変容を促して、納得が得られたとします。そのときの自身の

言動を振り返ると、これまでのように冒頭からそのスタッフの不適切な言動を指摘するのではなく、最初に日ごろの業務への多大な貢献に感謝の意を示し、アイメッセージを用いて自身の懸念（あなたがそのような言動を繰り返すことによって被る、あなた自身の不利益を心配している、など）を伝えたことや、相手が不安に思っていることへの共感を示し、業務量などに対する理解を示したことなど、その面談が成功した様々な要因が浮かび上がってきます。このような教訓は、今後の面談の際にも大いに参考にできるでしょう。

　あるいは、何かの講演で自分のメッセージと想いが聴き手にとてもうまく伝わって、まさに期待以上に理想的な展開だったとします。そこで、以前の失敗した（と自分では考えている）講演と今回は何が違うのかを振り返る、ということなどもポジティブなリフレクションの例として挙げられます。話のテーマが聴き手のプロフィールにうまくマッチしたのか、あるいは講演の内容、構成、所要時間、経験談の挿入など、以前とは違ううまくいった要因が必ずあるはずです。ちなみに私は、講演では聴き手のプロフィールの事前分析が一番重要だと考えています。

　よく分からないけど今回はうまくいった、で終わってしまっては、状況が変わったときにその成功を再現できなくなってしまいます。言い換えると、成功の要因をある程度正確に把握していれば、成功体験の再現性の可能性がより高くなるわけです。

　メタ認知に基づいたリフレクションが、怒りのコントロールにと

どまらず、様々な場面で活用できることがご理解いただけたと思います。

参考文献

1) Dewey,J.『How we Think.』(D.C. Heath and Company, 1910)
2) Bulman,C.,Schutz,S. 『Reflective Practice in Nursing, 5th Edition』(Wiley-Blackwell, 2013)
3) 【リフレクション特集：前編】あなたに無限の成長をもたらす「リフレクション」入門 (EL BORDE、2019.6.6)

POINT

● 図らずも怒ってしまった場合、事後（なるべく当日中）に、自分の言動に対してメタ認知に基づいたリフレクションをすることがとても重要となる。自分がなぜ怒ったのか、周囲への影響はどの程度だったか、他に対処の仕方はなかったのか、などを内省する。

● 以前はうまく行かなかったであろう、怒りの表出が必至なシチュエーションに冷静に対処できた出来事を振り返り、なぜうまくいったのかを分析してみる。

第2章 怒りをコントロールするテクニック

6

どうしても許せない場合の「行動のコントロール」

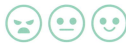

　本項では、「どうしても許せないときにどう行動するか」をテーマに考えてみます。本題に入る前に、本章2項「怒りにくい体質への変容を目指す『思考のコントロール』」を少し振り返ってみます。より怒りにくい体質に変化していくため、日本アンガーマネジメント協会では、各自固有の価値観（ルール）＝「〜べき」を可能な範囲で少しずつ緩めていくことを推奨しています。

　「〜べき」を緩めるとは、今まで「許せない」と思っていた出来事を、「まぁいいか」「そんなこともあるよね」と許容できるようになることです。日本アンガーマネジメント協会では、これを「思考のコントロール」と呼んでいます。

　「思考のコントロール」では、三重丸の絵を使って考えます。客観的に出来事を判別して意識的に「まぁ許せるゾーン」を拡大する習慣をつけることで「心の許容量」は大きくなり、多少のことで

は「怒り」を感じにくくなります。

　しかし、何でもかんでも「まぁ許せるゾーン」に入れるわけには
いきません。どうしても「許せないゾーン」に残る出来事もありま
す。それでは、どうしても許せない出来事に対しては、どう対処す
ればいいのでしょうか？ 日本アンガーマネジメント協会では、こ
れを「行動のコントロール」と呼称しています。

行動のコントロール

　行動のコントロールでは、まず始めに、どうしても許せない出
来事を「自分で変えられる／コントロール可能」なものなのか、あ
るいは「自分では変えられない／コントロール不可能」なものな
のかに2分類するところから始めます 図1 。

　憤りを覚えるけれども、「自分では変えられない／コントロール
不可能」な出来事（怒っても仕方ないこと）としては例えば、「楽
しみにしていたイベントなのに天気が悪い」「人気のアトラクショ
ンで長蛇の行列に遭遇した」「急いでいるときに交通渋滞に巻き
込まれた」などがあり、日常的に経験するようなものです。これら
の出来事にいくらイライラしたからと言って、自分ではコントロー
ルできません。イライラしても、ストレスで体に悪いだけ損という
ものです。これは言わば、不毛な怒りといえます。

ちなみに、なぜこれらの出来事に怒りが湧くかといえば、「期待外れの出来事＝好ましくない事態」を、自身への脅威として認識した扁桃体（大脳辺縁系）が瞬時に反応して怒りを発生させるからです（第1章5項を参照）。

このような場合には、現実的な対応をする方が理にかなっています。例えば、渋滞に巻き込まれて重要な会議に間に合いそうになければ、まずは先方に連絡を入れた後に迂回路を探すか、そのまま流れに任せるか、決めればいいだけの話です（そうは言っても、ネガティブな感情を排除するのはなかなか難しいですが）。

不毛な怒りを避けるためには、期待外れの出来事に遭遇したとき、「これは自分でコントロールできるものか?」と自問自答をする習慣を身に付ける必要があります。私も日本アンガーマネジメント協会のファシリテーターになり、数年かかってやっとこの習慣が身に付いてきたところです。

許せない「コントロール可能な出来事」にどう対処するか

問題は、どうしても許せない、自分にとっては重要な出来事を「コントロール可能」（怒るべきこと）と判断したときです（図1の左上のゾーン）。許せないのですから、そのときは行動する必要があります。この行動とは、上手に怒る（リクエストを伝える）こと

です。許せないときに行動しなければ、「あのとき、怒っておけばよかった」と後悔することになります。また、許せないことを我慢すると自身への攻撃となり、精神衛生上も問題があります。許せない重要な出来事とは、例えば「スタッフが、重大インシデントにつながりかねない同じミスを繰り返す」というようなことです。本来「怒りは要求」ですので、自分のリクエストをうまく伝えることが必要です。

そして、行動するかどうかの基準(Big Question)は、「自分にとっても周りの人にとっても、長期的に健全な選択かどうか」で判断します。この基準に従って、行動する（怒る＝リクエストを伝える）と決めた場合は、自分を主語にしたアイ（I）メッセージを用いて、アサーティブにリクエストを具体的に伝えることが効果的です。

図1 行動のコントロール

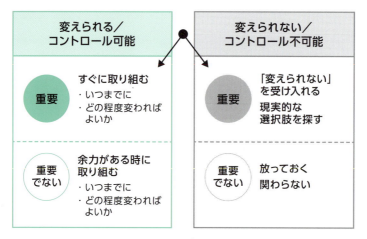

（出典：日本アンガーマネジメント協会）

例えば、ミスを繰り返すスタッフに対して「（私は）あなたがいつか、大きなミスをしそうで心配だ」「今度からどうすればいいと思う？」などとアイメッセージを用いて、未来志向で伝えれば、相手に配慮しながら自分の主張もできるので柔らかい印象になります。最終的な判断は相手に任せることになりますが、結果的に相手がこちらのリクエストに応じてくれる可能性は高くなります。

　これを相手を主語にしたユー（YOU）メッセージで、例えば「（あなたは）どうしていつも同じミスを繰り返すの？重大事故につながることが分かっているの？　今度から気を付けて」という言い方はどうでしょうか？　相手の領域に踏み込んで責めるような言葉になり、相手の行動をコントロールする要求となることから、相手は反発してガードを固めてしまいます。結果的にこちらのリクエストを受け入れる可能性は低くなり、またミスを繰り返す事態になりかねません。怒りは要求（リクエスト）ですから、リクエストが通らなければ怒り損ということになります。

義憤に対する「行動のコントロール」

　2024年3月初旬、首都圏のある総合病院でアンガーマネジメント研修をさせていただきました。終了後の質疑応答にて、病院長より「怒りには（超短期的な怒りである）『temper』と、義憤（道義に外れたことに対する憤り）『indignation』があり、『temper』は確かにコントロールする必要はあるが、義憤は一概

にコントロールすればいいというものではないのでは?」とのご質問が寄せられました。

　さらに院長は「義憤はしばしば、問題解決や社会の発展のための原動力となるもので、悪いものとは思えない。どうしても許せない出来事を、『自分がコントロールできる重要なこと』と判断した場合、情動としての『怒り』を『変革への原動力』へと昇華させるためのプロセスを身に付けることが、行動のコントロール（の本質）と考える」という趣旨のことを述べられました。まさに、その通りだと感じました。ちなみに、院長は義憤をエネルギーに変え、今までに何本も医学論文を書かれたとのことでした。

　院長先生のご意見に触発され、いつの間にか私も、自身の壮絶なパワハラ被害の体験を参加者の皆様に語り掛けていました。その当時、パワハラ被害を上層部に訴えても、誰一人何もしてくれませんでした。被害相談窓口もありませんでした。

　そのときに感じた、「こんなことが、命を守る医療現場であっていいのか」という義憤を原動力として、医療現場でのハラスメント対策の必要性を今、全国に発信し続けています。怒りを「変革への原動力」へと昇華させる、という院長先生のお言葉に深く感銘しましたが、自分が知らずそれを実行してきたことに、その研修の場で気付かされました。

　許せない出来事に対する、前出の行動の基準「自分にとっても周りの人にとっても、長期的に健全な選択かどうか」は、義憤を感

じた際の方向性を決める上でも、大変重要な指針となることを理解した次第です。日常で分かりやすい例で言えば、スポーツで不公平な判定に対して抱いた怒りを原動力として、勝利へと昇華させることなどが挙げられます。

　私にとって、とても実りの多い研修会でした。院長をはじめ、司会をお務めいただいた総看護師長様、大変お忙しいところ参加してくださった病院スタッフの皆様に、この場をお借りして深く感謝申し上げます。

POINT

- どうしても許せない出来事に対しては、「行動のコントロール」で対応する。

- まず始めに、どうしても許せない出来事を「自分で変えられる／コントロール可能」なものなのか、あるいは「自分では変えられない／コントロール不可能」なものなのかに2分類。

- 行動するかどうかの基準（Big Question）は、「自分にとっても周りの人にとっても、長期的に健全な選択かどうか」で判断する。

- 行動する（怒る＝リクエストを伝える）と決めた場合、自分を主語にしたアイ（I）メッセージを用いアサーティブに、リクエストを具体的に伝えると効果的になる。

7

「リフレーミング」で視点を変える

　本項では、アンガーマネジメントの実践に非常に役立つと思われる「認知的リフレーミング（cognitive reframing）」（以下、リフレーミング）の概念と、その活用についてお話ししたいと思います。臨床心理学の分野に関して、全く素人の私が解説することをお許しください。

リフレーミングとは

　リフレーミングは、これまで臨床心理学で患者の治療・カウンセリングに用いられてきた神経言語プログラミング（Neuro-Linguistic Programming: NLP）の重要な概念の1つとされます。ある状況、経験、出来事、考え、及び感情に対する個人の見方（捉え方）を特定し、これらに対する今までのネガティブな捉え

方＝枠を離れて、別の枠組みでポジティブに捉え直す (re-frame) ことからなる心理学的手法と定義されています[1]。

NLP は「人間は客観的な現実をそのまま正確に理解することはできず、あくまで主観的に出来事を捉えている」という立場を取ります。そして、人間は思考と他者とのコミュニケーションに言語を用いていることから、この言語を用いて、自分が望む結果を出すために自身の思考・行動を再プログラムすることができる、という考え方に立ちます。

やや分かりにくくて恐縮ですが、要はリフレーミングとは、主観的にネガティブに捉えている状況や困難な状況を、自分で「意識的に」よりポジティブに捉え直して、自分の役に立つ思考をすることです。つまりネガティブと思われる状況に対して、今まで自分では考えもしなかったようなメリットやプラス面を考えることです。皆さんもよくご存じの有名な例えとして、コップに半分水が入っているとき「半分しか入っていない」と考えるのか、「まだ半分も残っている」と考えるのかという話があります。当然「まだ半分も残っている」と考える方が、「前向きな自分の役に立つ」行動に結びつきやすいのは明らかです。

リフレーミングの概念で興味深いのは、個人にとって、出来事をポジティブに捉え直すことでメリットがあればいいということで、あくまで「実用的な」手法とされていることです。

この点に関し、精神療法の第一人者である西尾和美先生は、

「リフレームの目的は、今までの考えとは違った角度からアプローチしたり、視点を変えたり、焦点をずらしたり、解釈を変えたりと、誰もが潜在的に持っている能力を使って、意図的に自分や相手の生き方を健全なものにし、ポジティブなものにしていくこと」と述べています[2]。

出来事をポジティブに再評価

　このような視点の変換（リフレーミング）で前向きになれる出来事は、実は日常生活によく見られます。例えば、車体を縁石などで傷つけてしまったとき、「やってしまった」「修理費はいくらくらいかかるのかな」「何日くらい使えなくなるのかな」「余計な出費と手間が生じた」「オレはなんてバカなんだ」などと負の思考スパイラルに陥りがちです。ネガティブな感情が湧いてくるのは仕方ありませんが、そのままだと、怒りの燃料となるマイナス感情が次第に充満して、ちょっとしたきっかけで周囲の人間に対し、怒りを向けることになるかもしれません。

　しかし、ひとしきり落ち込んだ後で、「このくらいで済んでよかった」「最近、気が緩んでいたことに対する警告なのかもしれない」「保険で何とかなりそうだし、これから気を付けよう」と意識的にポジティブに捉え直せば、同じ出来事にもかかわらず、気分は全く違って前向きになれると思います（実際はそんなに単純にはいきませんが……）。要は、変えようのない過去の出来事にとらわ

れるのではなく、自分が今コントロールできることに集中するということです。

このように、「ネガティブに見える困難な状況の中で、視点を変えること」は、「望ましくない」と捉えていた出来事の「ポジティブな再評価」につながり、前向きになれるきっかけを与えてくれます。

実際のリフレーミング活用例

本章2項で、ある病院で経験した「挨拶しない無礼なスタッフ」への怒りに関し、自分の「べき＝年下の方から率先して挨拶すべき」を手放して、怒りのストレスから解放されたエピソードを書きました。実は、これにはあるきっかけがあったのです。

スタッフの無礼な態度にモヤモヤしていたある日の夜、某ウェブサイトである著名なIT企業CEOのインタビュー記事を目にしました。その中で彼は、「俺が自由に使える時間を増やしてくれるなら、どんなに無礼なやつでも全く気にならない」と述べていました。これには本当に衝撃を受けました。「なるほど、こんな考え方もあるんだな」と妙に納得したのです。

確かにそのスタッフは仕事熱心で、業務にとても貢献してくれていました。そう考えると、逆にその貢献に「感謝」の念が湧いてき

たのです。それ以来スタッフに対する見方が変わり、自身の「べき」を大幅に緩め、最終的には手放すことができたのです。そして、日ごろの貢献に対する感謝を、様々な機会を捉えてスタッフに伝えることにしました。すると、そのスタッフの私に対する態度も徐々に変わり始め、朝はスタッフの方から会釈してくれるようになったのです。リフレーミングで物事の捉え方を別の角度から見直したことが、人間関係にも良い影響を及ぼした、という例でした。状況は何一つ変わっていなくても、考え方を変えるだけで人は前向きになることができます。

　この出来事をきっかけに、私は「感謝の感情」が、いかにアンガーマネジメントを実践していく上で重要であるかを意識するようになりました。ちなみに、怒りと感謝の感情は両立することはありません。ある望ましくない出来事に対して視点を変えて、感謝できる面を見いだすポジティブな再評価をすることは、アンガーマネジメントにとても役立ちます。実際、相手や出来事のネガティブな面ばかりをあら探しすれば、いくらでも簡単に出てきます。ここで、意識的にポジティブな面に気付くようにすれば、怒りによる自身のストレスも低減させることができます。アンガーマネジメントは誰のためでもない、他ならぬ自分のウェルビーイングのために行うトレーニングなのです。

　このように、リフレーミングはあくまで個人の健全な精神活動に資する実用的な手法です。要するに、どう考えれば（その出来事をどう捉えれば）前向きになれるのか（自分の役に立つのか）、ということです。

リフレーミング困難事例への対応

　しかしながら、どうしても「ポジティブな再評価」によるリフレーミングが実施困難な、「超ネガティブ」な出来事に遭遇することはよくあります。簡単に言えば、どう考えても感謝できる要素が見つからない、望ましくない出来事です。以前、そのような経験がありましたのでその1つを紹介させていただき、リフレーミングを実際にどう応用すればいいのかを見ていきます。

　ある年の夏に学会参加目的で訪れた関西地方都市の主要駅でタクシーに乗る機会がありました。こちらが「よろしくお願いします」と挨拶しても無反応の、何となく変な雰囲気の運転手さんだったのですが（50歳代くらいの男性）、スーツケースをトランクに入れようとしたところ、信じられないことに彼の私物でトランク内が充満しており、積み込むのに苦労しました（手伝ってはくれません。「私物を傷つけたら許さないぞ」みたいににらまれる）。

　車内はたばこのにおいが充満し、行き先（比較的近距離）を言うと舌打ちをされ、「まさか万札出すんじゃないだろうな」と無礼極まる言葉……。「まさか、白タクか?」との考えが一瞬頭をよぎりましたが、目的地に着き、支払いの段になって正規料金だったので一安心しました。

　学会開催地に着いて、いきなり驚愕の洗礼を浴びました

（笑）。客としてこのような無礼な扱いを受ければ自尊心が傷つけられ、自然と防衛感情としての怒りが湧いてきますよね？　このような場合、どう考えるといいのでしょうか。

　ここでリフレーミングが役立ちます。日本アンガーマネジメント協会ファウンダーの安藤俊介氏によると、「無礼な人や人を軽く扱う人がいたら、ただ現実として『美しくないものが視界に入っているな』と思うだけです。なぜ、人を軽く扱うのかと言えば、その人自身が軽く扱われている不満を抱えているからです。自分の不満やストレスを、『（自分より）下に思えたり、弱い立場の相手』にぶつけることで、小さなプライドを満たそうとしているのです」3)ということです。

　これは「リフレーミング変法」的な対応方法と言ってもいいかもしれません。それにしても慣れない旅行先は、アンガーマネジメントを実践するいい機会にあふれています。そんなときこそ、様々なリフレーミングを試してみる価値はありそうです。

　私自身は、最近このリフレーミングを多用しています。アンガーマネジメントには決まった手法があるわけではなく、自分に合った効果的な怒りのコントロール法を見つけていただければ幸いです。

第2章　怒りをコントロールするテクニック

参考資料

1) Robson Jr, James P; Troutman-Jordan, Meredith. A Concept Analysis of Cognitive Reframing. Journal of Theory Construction and Testing.2014;18 (2)

2) 西尾和美『リフレーム　一瞬で変化を起こすカウンセリングの技術』（大和書房、2012）

3) 他人から見下されてムカついたら、有効な「怒り方」の選択肢は3つある（2022.7.15、ニューズウィーク日本版ウェブ）

POINT

● 「リフレーミング」とは、主観的にネガティブに捉えている状況や困難な状況を、自分で「意識的に」よりポジティブに捉え直して、自分の役に立つ思考をすること。

● 怒りと感謝の感情は両立することはない。ある望ましくない出来事に対して視点を変えて、感謝できる面を見いだすポジティブな再評価をすることは、アンガーマネジメントにとても役立つ。

8

幸せな人生へ導く
感情マネジメントスキル
「WISERモデル」

　本項では、2023年に出版された書籍『グッド・ライフ　幸せになるのに、遅すぎることはない』[1]の中に記述されている、感情マネジメント法「WISERモデル」をご紹介します（もうお読みになった方も多いと思いますが、ご容赦ください）。この本では、良い意思決定、健全な人間関係、そして人生におけるあらゆる成功は、感情をうまくコントロールできるかどうかにかかっていることが示されています。

　この本の成り立ちを少し説明いたします。同書は、「ハーバード成人発達研究」の現時点での知見を集大成した本ですが、この研究のスケールがあまりにも圧倒的です。この研究は「人々の生きがい」や「長く幸福な人生を送るための条件」を明らかにすることを目的としており、1938年にハーバード大学の学生と、ボストン周辺地域の経済的に恵まれない同世代の若者、計約700人を対象にした追跡調査から始まりました。それ以来、何と85年以

上にわたり、2000人を超える被験者とその配偶者の人生を追跡調査してきました（被験者は親子2世代にわたり、また現在の研究代表者は4代目になるということです）。

　被験者には2年ごとに膨大な質問票を送り、5年ごとに主治医から詳細な健康データを入手し、15年ごとに研究チームメンバーが直接被験者の自宅に赴いて対面調査を行っています。このような方法で、被験者とその配偶者の生きがい、人間関係の変遷、幸福度や健康状態を現在までフォローし続けているということです。

　この研究の最も重要な結論は、「長く幸福な人生を送るためには（学歴も、社会的地位や名誉も、資産や年収も関係なく）人間関係の質が最も重要である」というものでした。

　また、「他者との交流の頻度と質が幸福の二大予測因子」であることが示され、さらに「心身の健康には（定期的な）運動が必要であるのと同様、『ソーシャル・フィットネス（健全な人間関係）』にもメンテナンスが必要であり、何もしなければ人間関係は衰えていく」とも述べられています。

　このように同書は、数多くの人々の生き様から導き出された、「人はどう生きれば幸せになるのか」をガイドラインとして示した本です。そして本当に感謝すべきことに、何か困難な出来事や大きなストレスなどの問題に直面したとき、自分の感情をうまく処理し、積極的に賢明な行動を選択するための方法を、この80年以上にわたるハーバード成人発達研究が示してくれています。

その感情マネジメントの方法を、同書の著者であるRobert Waldinger氏とMarc Schulz氏は、誰にでも実践可能な手法「WISERモデル」として提案しています[1]。そして、このスキルが幸福な人生に直結する人間関係の質を保つために最も重要としています。アンガーマネジメントの手法としても非常に参考になると思いますので、以下にご紹介します。

WISERモデルとは

怒りなどの感情は、特定のストレス要因（他人の言動などの出来事）が知覚を刺激し、それに対する**反応**として引き起こされます。WISERモデルは、感情が湧き上がった際に、まず「ギアを1つまたは2つ下げて」反応スピードを遅らせることから始まります（実際、これが一番難しい部分ですが……）。

そして次に示す「5つのステップ」を用いて、その出来事の詳細な状況や、自分の感情がどのように反応しているかを分析します。全体の状況を十分把握した後に、その場で取り得る複数の選択肢からより望ましい対応策を選択し、実行し、後に振り返りを行います。「WISER」は、これらのステップ（Watch、Interpret、Select、Engage、Reflect）の頭文字を取ったものであり、「より賢明な（行動）」という意味になります。

WISER モデル「5つのステップ」

Step 1　**Watch（観察―心の一時停止ボタンを押す）**

　私たちは強力な感情に遭遇すると、すぐに反応したいという衝動に駆られます。しかし、この衝動はパターン認識や一般的な印象に基づいていることがほとんどで、十分な情報を持ち合わせないままの性急な反応は、往々にして望ましくない結果をもたらします。ある感情にうまく対応したければ、まず一呼吸置き（深呼吸がお勧め）、何が怒りの感情を引き起こしたのかを理解する必要があります。「心の一時停止ボタン」を押し、状況全体（環境、相手、自分自身）を見つめます。好奇心を発揮させるのがコツ、と著者らは述べています。このように、アンガーマネジメントの「衝動のコントロール」が、WISER モデルでも重要視されているのは非常に興味深いところです。

Step 2　**Interpret（解釈―大切なものを見極める）**

　その出来事がなぜ起きているのか、自分にとって何を意味するのかを考えます。私たちは状況全体を既に理解していると思い込みがちですが、実際には、その瞬間に脳が意識的に捉えることができた、非常に少ない情報を基に動いています。この段階では、「（この状況下での）私の思い込みは何だろう」と自分に尋ねることが効果的です。著者らは、「この解釈のステップ2で重要なのは

（出来事に対する）自動的に生じる第一印象を超えて、理解を広げ、深めること」と示しています。 そして、怒りの感情の源となった（自分にとって）重要な要素の把握に努めます。そもそも怒りの感情が湧いてくるのは、自分にとって重要な何かが起こっているサインだからです。

Step 3 **Select（選択―様々な可能性を探る）**

　状況をしっかり観察し、解釈して視野を広げた後、その状況において自分が目指すべきより望ましい結果（目標）と、その達成に向けて利用できる選択肢を明確にします。重要なのは対応策を反射的に選択するのではなく、「意図的に選択すること」とされています。

Step 4 **Engage（実行―トライするなら慎重に）**

　その状況の改善に最善と考えて選択した対応策を、適切なタイミングで、できる限り上手に実行します。どんな状況でも、熟考された行動は感情に流された性急な行動より有益なはず、と著者らは述べています。

Step 5 **Reflect（内省、振り返り―反省は役に立つ）**

　選択した行動の結果、「何が成功し、何がうまくいかなかったか」「自分の対処法について何を学んだか」「この戦略はうまくいったか」「今後実践できることを学んだか」などを事後に振り返り、将

来の行動に役立てます。

　著者らは、健全な人間関係を築くためにWISERモデルで重要なのは、「出来事への反応をできるだけ遅らせ、これまで完全に自動的だった感情的な反応から、自分が何を達成しようとしているかに合わせて、より考慮された目的のある反応に移行すること」としています。

参考文献
1）Robert Waldinger、Marc Schulz、児島修（訳）『グッド・ライフ　幸せになるのに、遅すぎることはない』（辰巳出版、2023）

POINT

● 書籍『グッド・ライフ』で紹介されている「WISERモデル」は、アンガーマネジメントの手法としても非常に参考になる。

● WISERモデルは、感情が湧き上がった際に、まず「ギアを1つまたは2つ下げて」反応スピードを遅らせることから始まる。そして「5つのステップ」を用いて、その出来事の詳細な状況や、自分の感情がどのように反応しているかを分析。全体の状況を十分把握した後に、その場で取り得る複数の選択肢からより望ましい対応策を選択し、実行し、後に振り返る。

WISERモデルを
感情コントロールに生かす

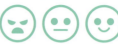

　前項で紹介したWISERモデルでは、「5つのステップ」を用い、その出来事の詳細な状況や、自分の感情がどのように反応しているかを分析します。「WISER」は、これらのステップの頭文字を取ったもので、「より賢明な」という意味になります。WISERモデルの5つのステップを簡単にまとめると次ページのようになります。

WISERモデルの実践例

　具体的な例から、WISERモデルの活用例を見ていきましょう。第1章7項「マイナスの感情・状態が『怒りの燃料』に」に登場していただいた患者さんとのエピソードを基に考えていきます。同項では、主に患者側からの視点で「なぜ怒りが湧いたのか」を考察しましたが、本項では患者の怒りに対する、医療者側の対応の

WISERモデル「5つのステップ」

Step 1　**Watch（観察）**

ある感情にうまく対応したければ、まず一呼吸置き（深呼吸がお勧め）、状況全体（周囲の環境、相手、自分自身）を見つめます。

Step 2　**Interpret（解釈）**

その出来事がなぜ起きているのか、自分にとって何を意味するのかを考えます。そもそも怒りの感情が湧いてくるのは、自分にとって重要な何かが起こっているサインだからです。

Step 3　**Select（選択）**

その状況において、自分が目指すべきより望ましい結果（目標）と、その達成に向けて利用できる選択肢を明確にします。

Step 4　**Engage（実行）**

その状況の改善に最善と考えて選択した対応策を、適切なタイミングで、できる限り上手に実行します。

Step 5　**Reflect（内省・振り返り）**

選択した行動の結果、何が成功し、何がうまくいかなかったかを事後に振り返ります。

視点から考えます。以下、エピソードの概要です。

　ある外来日に、患者さん（70歳代男性、肺癌術後の定期フォロー。退職医師からの引き継ぎ症例で今回が初対面の方）を診察室内に呼び入れて、初対面の自己紹介をした後、患者誤認防止のため、お名前（フルネーム）と生年月日を尋ねました。すると、その患者さんは怒りをあらわにした表情で、診察机上の患者ファイルを指差しながら、「そこに（名前と生年月日が）書いてあるだろ。医者のくせに字も読めないのか。本当に情けないやつだ」と言い放ったのです。繰り返しますが、「初対面」での話です。

　私は何とか気を取り直し、続いてその方に「ところで最近の体調はいかがですか」とお聞きしました。すると「あんたな、いいわけないだろ。調子よかったら、こんな所（病院）に来るか」と言ったのです。これまで外来で様々な患者さんと接してきましたが、ここまでの暴言はなかなか経験することはありません。私の自尊心は傷つけられ、防衛本能としての怒りが湧いてくるのを感じました。このようなときに感情マネジメント法として「WISERモデル」が役に立ちます。

Step 1　Watch（観察─心の一時停止ボタンを押す）

　このステップでは心の「一時停止ボタン」を押し（実はこれが一番大変です）、周囲の状況をできる限り詳細に観察します。この観察の間に、怒りで脳全体がハイジャックされやすい「魔の6秒」は過ぎ去り、前頭前野からのフィードバックが機能し始め、あ

る程度冷静になることができます。

　診察前に既に不満を抱えていた患者さんのようです。そして診察室の中には第三者が2人（患者さんの妻と医療クラーク）いて、同じ光景を見ています。妻は何も言わずに、申し訳なさそうに下を向いたままです。当事者の相手はひとしきり暴言を吐いた後、私をにらみつけて反応を待っている様子です。私自身は、突然のいわれのない暴言で自尊心が傷つけられたことにより、防衛感情である「怒り」が湧いてきたことを自覚しています（メタ認知：本章4項を参照）。この段階では、とにかく怒りに自動的に、反射的に反応する性急な行動（すぐに感情的に反論するなど）は避けなければなりません。

Step 2 **Interpret（解釈―大切なものを見極める）**

　さて、基本的な観察ができたところで、次はそれを解釈する番です。解釈を間違うと、往々にして悲惨な結果が待ち受けます。

　まず、その状況に関与している相手についての仮定に欠陥はないか、見逃している点はないかを考えます。なぜ、この患者さんはこんな態度を取っているのか。この方の独特の性格もあるでしょうが（そばにいる妻の態度から推定）、おそらく、予想以上に待たされて疲れたという思いに加え、検査結果を聞くのが心配であったでしょうし、担当医師が変わるのも不安であったに違いありません。このような思いが絡み合い、マイナス感情（怒りの燃料）の「ガス圧」が上昇していたと考えます。そして「ようやく」呼ばれた

診察室内で、「お待たせいたしました」の一言もなく、再度名前と生年月日を聞かれたことが直接のきっかけになり、ガス圧が臨界点を越えて怒りの炎が噴き出し、あのような態度に出たと解釈します。

　私自身の今回の怒りに、それ以前のフラストレーションから当日の疲労など、他の要因が関与していないかなどを考えますが、今回の怒りがマイナス感情・状態がたまった上での過剰反応とは考えにくい状況です。

> **Step 3** ## Select（選択—様々な可能性を探る）

　実際に起こっていることの全体像をある程度正確に把握した後は、望む結果を得るための対応策を選択する段階です。今回のエピソードでは、相手は当方への不満を怒りの態度で表しており、こちらは突然の相手の言動で怒りの感情が湧いたことを自覚している状況です。この状況下で、本来の診察の目的（検査結果を説明し理解を得た上で、今後の治療方針を共有する）を果たすことが、目指すべき望ましい結果（目標）です。

　考え得る選択肢の中から、主なものを下に挙げます。

選択肢1　相手の言動を無視して（なかったことにして）検査結果を説明する

選択肢2　相手の態度を糾弾する（これは最悪の結果を生む可能性が高いです）

選択肢3 相手の不満に対して一旦謝罪した後に、検査結果を
説明する

これらの中で、最良の結果を生む可能性の高いものを選択します。ここはひとまず、「選択肢3」が望ましい対応となるでしょう。

Step 4 **Engage（実行―トライするなら慎重に）**

そこで、上記の選択肢3を実行に移します。謝罪後に検査結果を説明する間、しばらくはぶぜんとした態度でしたが、次第に相手は最初の攻撃的な態度からトーンダウンし、最後は笑顔で「これからもよろしくお願いいたします」と述べて退席し、その場が収まりました。

Step 5 **Reflect（内省、振り返り―反省は役に立つ）**

選択した行動を起こした結果はうまくいったといえるか、状況は良くなったのか、悪くなったかをリフレクションします。このようなリフレクションの段階を飛ばしてしまうと、より望ましい対応を学ぶための重要な機会を無駄にしてしまうことになります（※リフレクションの詳細については、本章5項を参照）。ちなみにこの出来事のリフレクションの結果、今では全ての患者さん・ご家族に、実際に待たせたかどうかにはかかわりなく、「大変お待たせいたしました」との一言を添えるようにしました。

『グッド・ライフ』の著者らは、「怒りに震えたり、恥ずかしさで

火照ったりしているときに、『WISERモデル』を実行するのは簡単
だろうか。そうではない。多くの人は、このほとんどを正しく理解
するために、何年ものセラピーを必要とする。そして、それを恥じ
ることはない」とし、「しかし、WISERの頭文字に慣れるだけで、
EQを高め、人間関係を改善し、より幸せで成功しやすくなるよう
な方法で、日常の葛藤や感情の起伏を一息ついて考えることがで
きるようになる」と述べています。

　幸福な人生に直結する「WISERモデル」の実践には、やはりた
ゆまぬトレーニングが必要ということでした。私たちの行ってい
るアンガーマネジメント普及活動「アン活」にも生かせる手法で
あり、トレーニングが必要という点においては共通していることが
分かります。

POINT

- 感情マネジメント法の「WISERモデル」を活用してみよう。

- WISERモデルの実践は、幸せな人生に直結し得るが、そのためにはたゆまぬトレーニングが必要。

第 3 章

医療現場での
パワハラを防ぐ

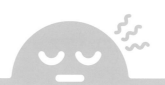

1

ハラスメントがもたらす医療安全の深刻な危機

　本項では、医療現場におけるハラスメント、特にパワーハラスメント（パワハラ）について、医療安全に対する影響の観点から見ていきたいと思います。

> **12月は「職場のハラスメント撲滅月間」**

　厚生労働省は毎年12月を「職場のハラスメント撲滅月間」と定め、ハラスメントのない職場環境を作る機運を盛り上げるために、集中的な広報・啓発活動を実施しています[1]。当院では2020年から、パワハラ防止対策の一環としてアンガーマネジメント普及啓発活動（アン活）を展開してきましたが（第1章3項を参照）、この厚労省の啓発運動に合わせ、毎年12月を「パワハラ防止強化月間」と定めています。具体的には、全職員向けにグルー

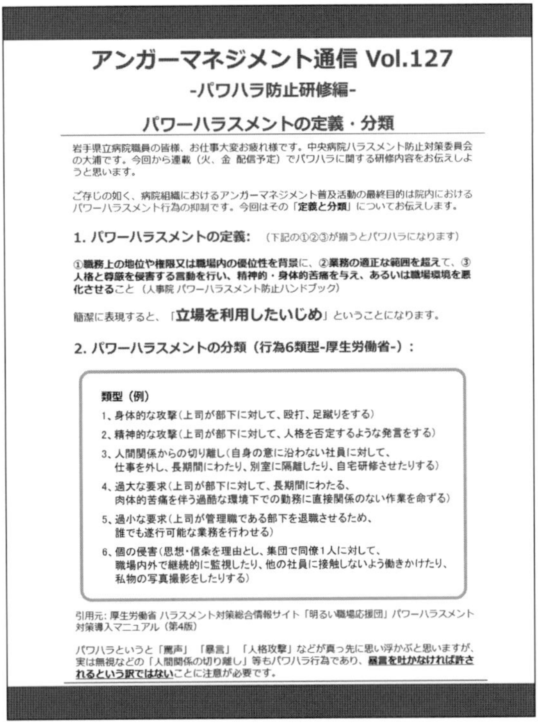

第3章　医療現場でのパワハラを防ぐ

アンガーマネジメント通信 Vol.127

-パワハラ防止研修編-

パワーハラスメントの定義・分類

岩手県立病院職員の皆様、お仕事大変お疲れ様です。中央病院ハラスメント防止対策委員会の大浦です。今回から連載（火、金 配信予定）でパワハラに関する研修内容をお伝えしようと思います。

ご存じの如く、病院組織におけるアンガーマネジメント普及活動の最終目的は院内におけるパワーハラスメント行為の抑制です。今回はその**「定義と分類」**についてお伝えします。

1. パワーハラスメントの定義：　（下記の①②③が揃うとパワハラになります）

①職務上の地位や権限又は職場内の優位性を背景に、②業務の適正な範囲を超えて、③人格と尊厳を侵害する言動を行い、精神的・身体的苦痛を与え、あるいは職場環境を悪化させること（人事院 パワーハラスメント防止ハンドブック）

簡潔に表現すると、**「立場を利用したいじめ」**ということになります。

2. パワーハラスメントの分類（行為6類型-厚生労働省-）：

```
類型（例）

1．身体的な攻撃（上司が部下に対して、殴打、足蹴りをする）

2．精神的な攻撃（上司が部下に対して、人格を否定するような発言をする）

3．人間関係からの切り離し（自身の意に沿わない社員に対して、
　仕事を外し、長期間にわたり、別室に隔離したり、自宅研修させたりする）

4．過大な要求（上司が部下に対して、長期間にわたる、
　肉体的苦痛を伴う過酷な環境下での勤務に直接関係のない作業を命ずる）

5．過小な要求（上司が管理職である部下を退職させるため、
　誰でも遂行可能な業務を行わせる）

6．個の侵害（思想・信条を理由とし、集団で同僚1人に対して、
　職場内外で継続的に監視したり、他の社員に接触しないよう働きかけたり、
　私物の写真撮影をしたりする）
```

引用元：厚生労働省 ハラスメント対策総合情報サイト「明るい職場応援団」パワーハラスメント対策導入マニュアル（第4版）

パワハラというと「罵声」「暴言」「人格攻撃」などが真っ先に思い浮かぶと思いますが、実は無視などの「人間関係の切り離し」等もパワハラ行為であり、**暴言を吐かなければ許されるという訳ではない**ことに注意が必要です。

図1 12月に配布するパワハラ防止研修の資料（再掲）

プウエアで毎週配信している「アンガーマネジメント通信」を、12月はパワハラ防止研修特集（週2回発行、全8回 **図1** ）とし、また院内研修やハラスメント防止啓発ポスター **図2** の全部署掲示などで院内周知・啓発を集中的に行っています。年末に向けて病院も忙しくなる時期でもありますが、院内でパワハラ撲滅の機運が高まればと思っています。

137

> **アンガーマネジメント キャンペーン**
>
> ## 12月の行動目標
>
> 人権擁護の観点から
> 自身の感情をコントロールする
>
> ## その怒り、他人を傷つけてませんか？
>
> 12月は厚生労働省が推進する
> 「職場のハラスメント撲滅月間」です！
>
> 岩手県立中央病院
> ハラスメント防止対策委員会

図2 院内に掲示したハラスメント防止啓発ポスター

医療現場におけるパワハラの特徴

　職場内での罵声、過度の叱責、無視、人格攻撃などのパワハラは、被害職員の心身にダメージを与える人権侵害であるとともに、職場環境を悪化させます。医療現場でのパワハラで目立つのは、医師による他職種や部下へのパワハラです。当院の担当委員会に報告されるハラスメント事案の大部分がこのパターンに属します。医師によるパワハラは、他のスタッフの前での大声での叱

責や物を投げつける行為、さらには患者や家族の面前でのスタッフへの面罵など、露骨かつ程度の強い行為が多いのも特徴的です[2]。

　これらのパワハラは手術やカテーテル検査、救急診療などの緊迫した状況で発生することが多いですが、基本的にはどのような場面でも発生し得ます。医師によるこれらの問題行動は、医療機関内で広範に悪影響を及ぼし、あらゆる形態のハラスメントの中でも特に懸念されるものです。一部の医師は、緊迫した状況下での大声による叱責などは、ハラスメントから免責されると考えている場合がありますが、これは誤った認識であり、パワハラ行為に免責はありません。こうした行為に対しては、まずは直属の上司による適切な指導が必要となります。上司による指導が功を奏しなければ、あるいは上司が機能しなければ、このような問題行動は次第にエスカレートしていきます。

　さらに、担当委員会への報告数は少ないものの、看護師などのコメディカル部門内でも、パワハラやモラルハラスメント事案が多いという印象があります。これらのハラスメントは医師によるものとは異なり、陰湿な形態をとることも多く、明確に表面化することは少ないとされています[2]。ただし、医師間においても、意図的な無視などの陰湿なパワハラが存在することは銘記すべきです（第1章2項を参照）。

　以上のように、ハラスメントは露骨な形態と陰湿な形態に分類することで、より理解しやすくなります[2]。

ハラスメントと医療安全

　第1章2項でも述べましたが、航空業界など、高い安全性の維持が求められる職場においては、精神的ストレスがヒューマンエラーを引き起こし、重大事故につながる可能性があることはよく知られています[3]。同様に、高度な技術が求められる医療分野でも同じことがいえます。医療現場でのパワハラは、被害スタッフが注意散漫になり、集中力を欠いて医療行為に支障を来すことは容易に想像できます。例えば、パワハラによってストレスを感じている看護師が誤薬をしたり、患者誤認や輸液ポンプの設定を誤るなどのインシデントも十分起こり得ます。

　医療現場でのインシデントは日常的に報告されていますが、その要因として相手に対し「言えなかった」「言い返せなかった」「聞けなかった」なども潜在的に存在している可能性があります。看護師同士のダブルチェックにおいても、ペアとなる相手に対して、気軽に指摘できない状況もあるでしょう。また、例えば、日ごろから威圧的な態度の医師がいる場合、夜勤の看護師が深夜にその医師に重要な患者情報を伝える必要があっても、報告を控える可能性があります。これは、過去に同様の状況で怒鳴られた経験から来るものかもしれません。

　このように、職場でハラスメント、特にパワハラが存在すると心理的安全性が低下し、コミュニケーションエラーによるインシデ

ントが容易に発生します。実際、皆様もご存じの通り、このような
ことは病院組織内ではごく「ありふれたこと」なのです。

パワハラは医療安全の脅威

　パワハラは就業環境を悪化させ、特に看護師の休職・退職に影
響を及ぼして人手不足を招来します[4]。さらに、患者安全と病院経
営上の観点から、パワハラを常習的に引き起こす医療従事者（特
に医師）の存在は、海外では以前から問題視されています[4,5,6,7]。
Rosenstein らのVHA West Coast病院群を対象とした大規
模な調査報告[6]では、調査に参加した全医師及び看護師（計
4530人）のうち97％が職場でパワハラ（※同文献中の医療従
事者による問題行動─破壊的行動─を、本文では便宜上パワハ
ラと同義としています）を経験していました。彼らのうち71％が
パワハラは医療事故につながると考え、27％が患者の死につな
がると認識していたのは驚きです。またAmerican College of
Physician Executives（現American Association for Physician
Leadership）による病院管理者に対する調査[7]では、病院管理
者のうち71％がパワハラはおのおのの病院で毎月発生しており、
11％以上が「日常的に」起こっていることを認識していました。
興味深いのは、彼らの99％がパワハラは医療に悪影響を与え、
21％は患者の不利益につながると認識していたということです。

　このように、特に米国では古くから医療従事者のパワハラを医

療機関への重大な脅威として認識しており、2000年代初頭から積極的な対策が取られてきました。しかし本邦においては、これまで積極的な予防対策が講じられることはほとんどなく、依然解決困難な課題となっています[2]。残念なことに、我が国の医療機関におけるパワハラ対策は、欧米と比較して20年以上立ち遅れているのが現状です。パワハラは医療安全上の脅威であることを、医療従事者は改めて認識する必要があります。

パワハラを放置するリスク

多くの医療機関では、長い間ハラスメント、特にパワハラの問題は慣習的に放置されてきました。例えば、パワハラ常習者（医師が多い）に対し、周囲の「あの先生はそういう人だから」「怒られないようにもっと気を使いなさい」といった周囲の共通認識とか、「オレを怒らせるお前らが悪い」と言う常習者を結果的に許容していることなどです。このように、全国の多くの医療機関で今もなお、職員の人権侵害はもとより、患者安全上の高リスク状態が続いていることを認識する必要があります。

周囲を疲弊させるパワハラ常習者の医師でも、特に地方の小規模病院などでは、その医師の存在がないと診療そのものが成り立たないため、病院管理者はあまり強い態度には出られないという事情もよく理解できます。しかし、この記事を読まれている医療機関上層部の方に特に強調したいのは、「パワハラの発生は組織

崩壊につながりかねない不祥事」と捉える意識が必要だということです。病院組織として、ハラスメント防止対策に真摯に取り組む姿勢を全職員に示すことが非常に大切です。上層部のコンプライアンス意識が低くて自浄作用がない組織では、職員のモチベーションやモラルが下がり、離職率も上がる危険性があります。さらに、パワハラの放置は病院の評判を落とす「レピュテーションリスク」をはらみ人手不足の要因となります。我が国では、主にハラスメント被害者のメンタルヘルスへの対応が重視された事後対策が中心となっていますが、パワハラは病院経営の根幹を揺るがす事態に発展しかねません。医療機関にとってのハラスメント防止対策は、組織運営上、必須のリスクマネジメントなのです。

医療安全活動と ハラスメント防止対策活動の共通性

　私はここ8年ほど医療安全にも携わってきておりますが、医療安全活動とハラスメント防止対策活動には、共通点があると考えています。医療安全対策では、インシデントの積極的な報告の推進が行われています。インシデントを集計、分析し、再発防止策を組織として考え、患者の生命に関わるような重大インシデントの発生を防ぐ、という考え方（Safety-I）です。

　ハラスメント防止対策でも、程度の軽いハラスメント報告も積極的に推進することによって、より重大なハラスメント（被害者が

メンタルヘルスを害する、休職・退職する、自殺するなど）を防止することが、ある程度可能なのではないかと考えています。インシデントレポートの提出と同じように、まずはハラスメント事案の効果的な報告体制をしっかりと構築していくことが、ハラスメントを減らす第一歩と考えています。

パワハラ対策は「発生予防」が最重要

これまで、我が国の病院組織では「パワハラ事後処理」はしてきても、「パワハラ発生予防」はほとんどされてこなかったのが現状といえます。感染症ではこれほど予防の重要性が声高に叫ばれているのに、その感染症を取り扱う医療機関でさえ、パワハラ問題では「予防」の観点がすっかり抜け落ちているのです。パワハラ事案は一旦発生すれば、当事者、担当者の精神的負担と病院運営に対する影響は計り知れません。感染と同様、予防に勝るものはないのです。

医療現場でのパワハラの大部分は「怒りの感情」を発端としています。当院でのアンガーマネジメント普及啓発活動（アン活）は、怒りが発端となるパワハラの「発生予防」に主眼を置いたものです[8,9]。つまり「事情はどうあれ」、職場で強度の怒りを発露して就業環境を害することは、社会人として許されない行為である、ということを周知・啓発しています。この活動の効果は確かに

限定的かもしれませんが、怒りによるパワハラで職場環境が悪化することを防ぐ、1つの有効な手段と考えています[8,9]。

　2020年6月に改正労働施策総合推進法、いわゆる「パワハラ防止法」が施行され、2022年4月には医療機関も含めた全事業体に、組織としてのパワハラ防止対策が義務化されました。これを機に、患者安全が最優先であるべき医療機関こそ、一層のパワハラ防止対策に取り組むべきであると考えます。

参考文献・資料

1) 厚生労働省：ハラスメント対策総合情報サイト「明るい職場応援団」ハラスメント関係資料ダウンロードコーナー

2) 藤本学ら 日本の医療現場における破壊的行動が医療者の適応状態および患者の安全に及ぼす影響. 臨床倫理 2021;9:29-40.

3) 河野龍太郎『医療におけるヒューマンエラー 第2版 なぜ間違える どう防ぐ』(医学書院、2014) 第I部「ヒューマンエラーの考え方　医療事故を捉える」

4) Rosenstein A, Lauve R, Russell H. Disruptive physician behavior contributes to nursing shortage. Physician Exec.2002;28:8-11.

5) Preeti R John, Michael C Heitt. Disruptive Physician Behavior: The Importance of Recognition and Intervention and Its Impact on Patient Safety. J Hosp Med.2018;13:210-2.

6) Rosenstein AH, O'Daniel M. A survey of the impact of disruptive behaviors and communication defects on patient safety. Jt Comm J Qual Patient Saf.2008;34(8):464-71.

7) MacDonald O. 『Disruptive physician behavior』(QuantiaMD and the American College of Physician Executives. 2011)

8) 大浦裕之、宮田 剛ら 高度急性期病院におけるパワーハラスメント防止に向けた組織的アンガーマネジメント導入の試み. 日本医療マネジメント学会雑誌 2021;22(2):100-4.

9) Oura H, Miyata G. Benefits of Organizational Anger Management Program to Prevent Disruptive Behaviors: A Japanese Hospital Case Study. Frontiers in Clinical Trials. IntechOpen.2023.

2

これってパワハラ？
医療現場で
押さえておくべきポイント

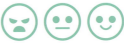

　前項では、医療現場でのパワーハラスメント（パワハラ）を医療安全に対する影響の観点から概観し、病院組織におけるパワハラ防止対策が、危機管理上必須である旨を解説しました。しかし当然ながら、医療機関はまず、職員ファーストでパワハラ対策を講じる必要があります。

　おかげさまで最近、様々な医療機関でパワハラ防止対策に関してお話しさせていただく機会が増えてきましたが、参加者の皆様にお聞きすると、意外と「ハラスメント・パワハラの定義」や「パワハラ分類」が知られていない（というより、ほとんどの方はご存じない）ことが分かりました。現場では、なんとなく「これはパワハラじゃないか？」と感じていても、誰も確信できないので、そのまま放置されている可能性があります。

　ちょうどこの原稿を書く直前に、院内でハラスメントに関する

グループワークに講師として参加する機会がありました。ある部署の「よくあるトラブル事例」を基にディスカッションしたのですが、「パワハラと言われるのが怖くて指導をためらってしまう」「何がハラスメントなのか線引きが分からない」という感想が参加者から多く聞かれ、現場での戸惑いが感じられました。

　「ハラスメントとは何か」を知ることや、「パワハラの定義」「パワハラの判断基準」などは、パワハラ対策には欠かせない基礎知識になります。既にご存じの方も多いとは思いますが、確認の意味で概括いたします。

パワーハラスメントの定義

　ハラスメント（harassment）とは、広く職場におけるいろいろな場面での「嫌がらせ、いじめ」を言います。その態様はパワハラ、セクシュアルハラスメント、マタニティハラスメントやカスタマーハラスメントなど実に様々ですが（今は何と50種類以上もあるそうです）、他者に対する発言・行動などが行為者の意図には関係なく、相手を不快にさせたり、尊厳を傷つけたり、不利益を与えたり、脅威を与えたりすることを指します。

　厚生労働省はパワハラについて、同じ職場で働く者に対して「1.優越的な関係を背景とした、2.業務上必要かつ相当な範囲を超えた言動により、3.就業環境を害すること（身体的もしくは精

神的な苦痛を与えること）」と定義しています[1]。これら3つの要件がそろうとパワハラになりますが、現実的には1、2回のみの行為ではパワハラとは認定されずに、警告（イエローカード）として対処される場合がほとんどです。しかし、こうした行為を「繰り返し行って就業環境を害すること」は、パワハラと認定する（レッドカード）上での重要な要素となります。

　ちなみに「パワーハラスメント（power harassment）」という言葉は、2000年に日本で作られた和製英語で、世界的には通じにくいので注意が必要です。英語でパワハラの概念に近いものとしては、「workplace bullying（職場でのいじめ）」などがあります。

パワーハラスメントの6類型

　厚生労働省はパワハラ行為を以下の6つのタイプに分類しています（パワハラ6類型）[1]。

----

1. 身体的な攻撃（暴行・傷害）

　例）相手を（モノで）たたく、蹴る／モノを投げつける

　これはパワハラというより、どちらかといえば傷害事件に該当する可能性もありますが、この態様のパワハラは医療現場の職員間ではほとんどありません。しかしながら、特に看護師に対する

患者からのハラスメントで、このタイプ（暴行）が多くみられます。

---

2. 精神的な攻撃（罵声・過度の叱責・侮辱・ひどい暴言・人格攻撃）

例）人格を否定するような言動を行うこと。相手の性的指向・性自
認に関する侮辱的な言動を行うことを含む／業務の遂行に関
する必要以上に長時間にわたる厳しい叱責を繰り返し行う／
他の労働者の面前における大声での威圧的な叱責を繰り返し
行う／相手の能力を否定し、罵倒するような内容の電子メール
などを当該相手を含む複数の労働者宛てに送信する／必要以
上に執拗にミスを追及する／怒鳴りつける

医療現場で最も多いのが、この「精神的な攻撃」です。パワハ
ラ常習者によって引き起こされる場合が多く、医師が加害者であ
る割合が高いですが、基本的には全職種で起こり得ます。露骨で
程度が強いことが多く、職場で目立ちやすいという特徴がありま
す。

---

3. 人間関係からの切り離し（隔離・仲間外し・無視）

例）自身の意に沿わない労働者に対して、仕事から外し、長期間に
わたり、別室に隔離したり、自宅研修させたりする／1人の労
働者に対して同僚が集団で無視をし、職場で孤立させる／特
定の人だけを職場の飲み会や行事に誘わない

この陰湿なタイプのパワハラは、特にコメディカル部門内で多

いようですが、あまり表面化してこないのが特徴です。

---

4. 過大な要求
（業務上明らかに不要なことや遂行不可能なことの強制、仕事の妨害）

例）新卒採用者に対し、必要な教育を行わないまま到底対応でき
ないレベルの業績目標を課し、達成できなかったことに対し
厳しく叱責する／飲み会などへの参加を無理強いする／本人
のいやがる部署に意図的に配置転換する／本来の職務とは関
係のない、個人的な用件をするように強要する／理由をつけ
て、個別的に深夜まで業務を行わせる

---

5. 過小な要求
**（業務上の合理性なく、能力や経験とかけ離れた程度の低い仕事を
命じることや、仕事を与えないこと）**

---

6. 個の侵害（私的なことに過度に立ち入ること）

例）個人情報や噂を周囲に言いふらし、当人の職場での居心地を
悪くする

これらのパワハラ行為は人権を侵害して、被害者のメンタルヘ
ルスを害し、就業環境を悪化させます。医療現場では、特に上記
2の「精神的な攻撃」が圧倒的に多く発生していることに留意が
必要です。前項でも詳しくお伝えしましたが、この態様のパワハラ

（医師が加害者であることが多い）は、長年にわたり日本の医療機関ではほぼ放置されてきました。しかし、人材が資本である医療機関において、パワハラの抑止なくして健全な経営はあり得ないことを銘記すべきです。

パワハラかどうかの判断基準

現場で最も問題となるのが、その言動が「パワハラか指導か」ということだと思います。ここで、前述したパワハラの定義を振り返ってみましょう。この定義の中で最も重要なポイントは、「業務上必要かつ相当な範囲」を超えているかどうかです。指導とは、業務上必要かつ正当な理由の上で相手の成長を願ってタイムリーに行われるものですが、パワハラは全く違います。

ここでは上述のパワハラ6類型のうち、医療現場で最も多い「精神的な攻撃」を基に考えます。様々な判例を見ると、具体的にパワハラかどうかの判断基準は、次の3つの状況がそろっているかどうかで判断しているようです。すなわち、1.人格攻撃（人格の否定、侮辱など）が含まれるか、2.繰り返し行われているか、3.「平均的な労働者」の感覚（社会通念上）から見てどう感じるか、ということです[2]。

もちろん、人格攻撃がないからといって、「業務の遂行に関する必要以上に長時間にわたる厳しい叱責」が繰り返し行われ、就業

環境が著しく害されているのであればパワハラに該当すると考えられます。また、3の「平均的な労働者」とはごく一般的な感性を持った職業人のことで、そのような第三者が当該言動をはたから見ていて、「そこまでしなくても」「そこまで言わなくても」と感じるのであればパワハラの可能性が高い、ということです。ある人物の言動がパワハラかどうか判断に迷う場合は、まずこの簡便な「3つの状況」に当てはまるかどうかを考えてみればいいかもしれません。

パワハラと指導を分ける4つのポイント

　弁護士の桑原博道先生は、これまでの多くのパワハラ訴訟を検討した上で、パワハラと認定されないために、指導の際に気を付けるべき4つのポイントを挙げています[3]。第1には、指導の対象を「行い」に向け、「人」に向けないこと、としています。指導を人の性格や能力に向けるということは、上述したように人格攻撃に当たるからです。第2に、物に当たらないこととしています。例えば、指導中に机をたたく、ファイルを机にたたきつける、ごみ箱を蹴る、などです。桑原先生は、「感情に任せて物に当たるのは、セルフコントロールができないということであり、パワハラの問題以前に、やはり上司としての能力に疑問符が付く」と述べています。第3に、反省文・誓約書・始末書を書かせないことです。裁判所が、反省文や誓約書を書かせることに敏感なのは、そうした行為が人の内心をコントロールするように見えるため、としていま

す。第4に、休暇を取得する権利に触れないこととしています。労働基準法や、各医療機関の就業規則では、労働者に休暇を取得する権利を認めており、年次有給休暇が典型的なものですが、そのほかにも多くの休暇制度があります。桑原先生は、「有給休暇の取得を否定したり、有給休暇以外の休みを取ろうとしているときに有給休暇を消化するように求めたりすると、パワハラになりやすい」と述べています。

さらに桑原先生は、他人がいる場面で指導する場合は名誉毀損にならないよう留意し、さらに公平な指導をしているかどうかにも注意が必要、と述べています[3]。

ただし、被害者と加害者間に強い信頼関係がある場合は、パワハラに相当する言動でもパワハラとは受け取られない可能性はあります（スポーツ選手と監督など）。逆に、信頼関係が薄い場合は、明らかな指導でもパワハラと受け取られる危険性はあります。要は、日ごろから信頼関係を構築する努力が、特に管理職には求められているということです。

なお、遅刻など社会的ルールを欠いた言動が見られ、再三注意してもそれが改善されない場合や、その企業の業務の内容や性質などに照らして重大な問題行動を起こした労働者に対して、一定程度強く注意をすることは指導であり、パワハラには該当しないと考えられます。

以上のようなパワハラに関する知識を持つことにより、パワハラ

と言われる危惧を抱いて臆することなく、積極的に指導することができるようになります。

指導すべきパワハラの"芽"となる「無礼な行動」

指導に関して言えば、職場で上司が指導すべきものにスタッフの「無礼な行動」があります。ハラスメントとまでは言えないグレーゾーンである無礼な態度が及ぼす職場への悪影響は見過ごせません。職場での無礼は、例えば、否定語を多用する、鼻で笑う、エンターキーを強打する、ドアを必要以上に強く閉める、壁や椅子を足蹴りする、挨拶をしない、挨拶を返さない、など挙げればきりがありません。

このような無礼な態度がその後ハラスメント、特にパワハラに発展していく可能性が十分にあります。スタッフの言動に、もし上記項目で思い当たるものがあれば、"芽"のうちに上位者が適切に指導していきたいところです。上位者が現場で対応しなければ、行為は次第にエスカレートしていきます。

無礼な態度の中でも、一番気を付けたいのは「挨拶をしない」「挨拶を返さない」ことです。ある意味相手に対する敵意を示す行為であり、コミュニケーションの根幹を否定しかねないからです。挨拶を普通に交わさない職場環境自体が、ハラスメント発生

の温床となります。皆様もご存じのように、普通に挨拶を交わしてコミュニケーションが取れているスタッフは、パワハラ加害者になることはまずありません。「挨拶をしない」「挨拶を返さない」ことは、最も明白かつ危険なパワハラの"芽"です。管理職は、そのような態度を決して放置してはなりません。

　次項では病院組織で行うべきパワハラ防止対策について、「トップのハラスメント根絶宣言」「パワハラ実態調査」「ガイドライン策定」「教育研修」「対応フロー」など、当院の具体的な活動についてご紹介します。

参考文献・資料

1) 厚生労働省：ハラスメント対策総合情報サイト「明るい職場応援団」パワーハラスメント対策導入マニュアル（第4版）参考資料（一部改訂）
2) 原昌登.知らないでは済まされないハラスメントの基礎知識 特集"ハラスメント"ゼロ対策〜医療機関のケーススタディ10 事例. 月刊／保険診療7月号 医学通信社 2023
3) 桑原博道：「指導」とパワハラを分ける4つのポイント（日経メディカル Online、2022.6.7）

3

パワハラから病院を守る
―― カギとなる「3つの措置」

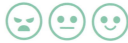

　長年にわたり日本の医療現場では、医師が加害者になることの多いパワハラはほぼ放置されてきました。しかし、人材が資本である医療機関において、パワハラの抑止なくして健全な経営はあり得ません。これからは、各医療機関が本腰を入れてこの問題に取り組んでいく必要があります。前々項、前項と医療現場でのハラスメント問題に焦点を当ててきましたが、本項と合わせて、各医療機関でのハラスメント防止対策のご参考になれば幸いです。

講じるべき「3つの措置」

　改正労働施策総合推進法、いわゆるパワハラ防止法では「職場におけるパワーハラスメントの防止のために講ずべき措置」として、事業主は以下の「3つの措置」を必ず講じなければならない「義

務」としています。すなわち、1.事業主の方針の明確化及びその周知・啓発、2.相談に応じ、適切に対応するために必要な体制の整備、3.職場におけるパワハラに係る事後の迅速かつ適切な対応です[1]。そして、以上の3つと併せて、相談者・行為者など関係者のプライバシー保護、及び相談したことによる不利益取り扱い禁止の措置を講じ、その旨を労働者に周知することとしています[2]。

さらに、「ハラスメントの原因や背景となる要因を解消するための必要な措置を実施することが望ましい」とされています。本項では上記「3つの措置」について、当院での活動を基に概説します。

その1

事業主の方針の明確化とその周知・啓発

● 事前に整備しておくべき体制

2019年9月に当院の宮田剛病院長の指示により、ハラスメント防止対策プロジェクト(筆者がリーダーを任ぜられる)が立ち上がり、最初にハラスメント防止対策委員会と、その指揮下にハラスメント事案に関する事実関係の調査を行うハラスメント調査委員会が組織されました。まず、このように責任部署を明確にすることが大変重要です。そして就業規則などにおいて、職場におけるハラスメントを行ってはならない旨、及びハラスメントを行った者に対する懲戒規程を定め、医療機関の方針を明確にして、

様々な媒体（院内広報誌・グループウエアなど）や会議体で職員に周知することが望ましいとされます[2]（資料編参照）。

● トップの姿勢を職員に示す

「ハラスメントは組織として全員で、全力で取り組むべき重要な課題である」との認識の下、病院長自らがハラスメント防止対策に真摯に取り組む姿勢を全職員に示すことが重要です。そして、このようなトップの姿勢は、様々な院内媒体、管理職が出席する会議体や全職員対象の研修会 **図1** などで、繰り返し示すことが効果的です。

● パワハラ実態調査（アンケート）の実施

まず、パワハラの院内発生の実態や、職員の意識を知ることが防止対策のスタートとなります。実態の把握には定期的なアンケートが必要であり、できれば無記名が望ましいと考えます（資料編参照）。また、アンケートの実施自体にハラスメント抑止効果があるとされており、さらにはハラスメントに対する病院の姿勢を職員に示すものとなります。

なお、担当部署に報告された事案件数は、正確な実態を表す指標にはならないと考えます。なぜなら、よほど程度のひどいパワハラでない限り、公式な報告として委員会に上がってくることはないからです。これは大変残念なことですが、ハラスメント加害者からの報復を恐れる被害者側の事情もあると思われます。

図1 2019年12月のハラスメント防止研修会ポスター
研修冒頭で病院長がハラスメント根絶宣言を行いました。

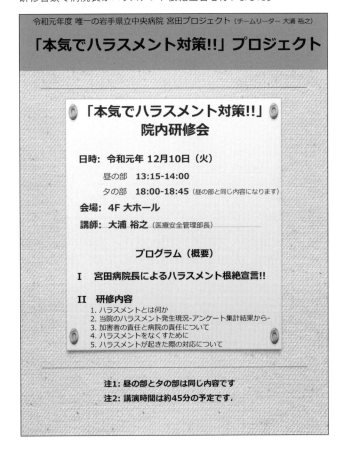

ちなみにアンケートの自由記載（匿名）では、個人の実名を挙げた批判・中傷や、病院上層部・責任部署への厳しい批判・否定的な意見も多く寄せられますが、まずは大まかな傾向を把握することが重要です。

そして、そのアンケート結果を原則、全て公開し（個人への批判・中傷は削除）、職員に組織の現状とハラスメント対策の必要性をアピールし、定期的に危機感を醸成することが効果的です。

　アンケート形式については、厚労省のウェブサイトに雛型が掲載されていますので参考にしてください[3]。また、当院でのアンケート例も本書の資料編に載せています。なお、最近は集計などの労力軽減のため、Googleフォームでアンケートを行うようにしています。

ハラスメントガイドラインの策定

　当院ではハラスメントガイドラインを策定し、グループウエアなどで全職員に開示しています（資料編参照）。主な内容は「ハラスメントに対する当院の基本姿勢」「ハラスメントの定義及び主なハラスメントの概説」「ハラスメント相談窓口情報」「ハラスメント防止対策委員会への申請・申し立て」「ハラスメント行為に対する懲戒処分」「相談から問題解決までの流れ（フロー図）」などです。職員に当院のハラスメントに対する姿勢を示すとともに、このガイドラインを見れば、被害者が必要な情報が得られるようになっています。

行動規範の策定

　院内統一ルールとして、遵守すべき行動規範を策定しています。行動規範の周知方法として「就業環境を害するハラスメント行為」を、相談窓口の情報や加害者になった際の法的責任とともにA3判の大きな紙に印刷し、ラミネート加工を施して全部署に掲示しています **図2** 。このようにして、ハラスメント防止対策の「可視化」を図っています。

教育研修の実施

　当院では職員に対するハラスメント教育研修を定期的に実施しています。前述のように、研修の際は組織のトップである病院長が「ハラスメントは組織として全員で、全力で取り組むべき重要な課題である」ことを、職員の前で宣言しています。

　医療従事者は医療法上、年2回以上の医療安全研修の受講義務があるので、その1回に合わせてハラスメント教育研修を実施するのが、より多くの職員に聞いてもらうコツと考えます（単発で受講義務なしのハラスメント研修をしても、ほとんど集まりません）。また、全職員に対してハラスメント研修の受講を義務化するのは、加害者に「そんなことは知らなかった」と事後で言われ

図2

院内に掲示している「就業環境を害するハラスメント行為」などに関する情報

岩手県立中央病院長

就業に関する行動規範

-当院は下記の「就業環境を害する行為」の根絶を目指します-

1. 露骨なハラスメント行為

例：大声で怒鳴る、威嚇する、モノを投げつける、侮辱的な言葉、途中で電話を切る、話し終わる前に去る、呼び出しに敢えて応答しない、わざと重要な情報を与えない、患者.家族等の前で論争・批判する

2. 陰湿なハラスメント行為

例：えこひいき、執拗にミスを追及する、新人いじめ、見下した態度、睨み付ける、ケアに対する過度な批判、意図的な無視、侮辱行為、指導の名を借りた嫌がらせ

ハラスメント行為者の責任

厚生労働省HPより

もし、あなたが行為者になったら…

■ 民事上の責任として損害賠償を請求される

✓ **民事上の責任**：（行為者には）民法709条の**不法行為責任**
（病院には）民法415条の**債務不履行責任**
（安全配慮義務違反）
民法715条の使用者責任

■ 刑事罰に課せられる

✓ **刑事罰**：**名誉毀損、侮辱罪、脅迫罪、暴行罪、傷害罪等**

■ 社会的信用、社会的地位を失

✓ **懲罰規定**：「減給」「降格」
「諭旨解雇」「懲戒

ハラスメント被害相談方法

ハラスメント被害に遭われた方、またハラスメント場面に遭遇した方は下図のハラスメント相談員窓口かメールでの相談が可能です。メールの場合は無記名でも構いませんが、迅速な対応のためには記名が望まれます。相談者のプライバシーは厳守します。また相談したことでの不利益はありません。

メールでのご相談の場合は、下記のメールアドレス（ハラスメント事例相談庶務担当 総務課 ○○課長宛）にご連絡ください。

E-mail: ○○○○○@○○○○○○○○

※具体的な状況（1.発生日時、2.場所、3.相手の氏名、4.事例の概要、5.周囲で目撃した人等）に関する情報を可能な範囲でお知らせ下さい。

相談窓口への相談はこちら

ハラスメント相談窓口

主査医療社会事業士	○○○○ (PHS ○○○)
特任公認心理師	○○○○ (PHS ○○○)
事務局長	○○○○ (PHS ○○○)
事務局次長	○○○○ (PHS ○○○)
副院長	○○○○ (PHS ○○○)
看護部長	○○○○ (PHS ○○○)

岩手県立中央病院
ハラスメント防止対策委員会

ないためにも必須と考えます。ただし、どこの病院でも同じ状況と思いますが、医師の受講率が低いのが悩みです。

　また、教育研修は外部講師よりも、できるだけ病院上層部のハラスメント担当責任者が行うことが理想と考えます。こうした機会を活用して、病院の方針を職員に示すためです。そして経験上、講師は医師が望ましいと思います。なぜなら、病院組織にはどうしても職種間の院内ヒエラルキー構造がありますので、パワハラの加害者になりやすい医師への指導は、より上位の医師でないと効果が出ない側面があるからです。

　ただ、当院のような比較的大規模な基幹病院では、たくさんの研修が日々行われています。会議室や講堂が、いつも何らかの研修で埋まっています。このような状況では、ややもするとハラスメント研修は「多くのこなすべき研修の1つ」としてうずもれてしまいがちです。

　また、ハラスメント防止の啓発ポスターを作って病棟や外来に掲示しようにも、各種ポスターで掲示板が既に埋まってしまっていて、ポスターを貼れる場所を探すだけで一苦労です。しかも運よく貼れたにしても全然目立ちません。こういうときには特に、ハラスメント防止意識を周知徹底することの困難さを感じます（※ハラスメント研修については、厚労省のウェブサイトに各種雛型スライド集が掲載されていますので[3]、ぜひご活用ください）。

> **その2**
>
> # 相談に応じ、適切に対応するために必要な体制の整備

● ハラスメント相談体制の確立

　当院で最も重視しているのは、ハラスメント事案の報告体制の確立です。相談窓口の担当者は6人おり（公認心理師、ケースワーカー、事務、看護師、医師など）、相談者の希望でどの担当者にも相談可能にしています（院外の機関への相談も可）。被害者またはハラスメント場面に遭遇した職員（第三者）は、相談窓口へPHS、メールまたは文書で相談できます。

　ハラスメント相談の際は、可能な限り具体的な状況（発生日時、場所、相手の氏名、事例の概要、周囲で目撃した人がいたかどうかなど）の情報を所属部署名と共に報告してもらいますが、報告者は匿名でも構わないことにしています（ただし、匿名であると事案の精査がより困難となります）。また、ハラスメント事案発生時の対応フロー **図3** を作成していますが、これはハラスメント被害の相談者が、相談窓口からの流れや対応について一目で理解できるように可視化したものです。

　そして、このような相談窓口情報を、前出の図2のように行動規範などとともに全部署に掲示しています。この掲示物には、相談者のプライバシーは厳守すること、また相談したことによる不

利益はないことを明記しています。これらの情報を周知することは、病院におけるハラスメント事案対応の透明性を保ち、かつ相談者を守る姿勢を開示して、ハラスメントの報告を積極的に推進するために不可欠です。

また相談対応に当たっては、相談者・行為者など関係者のプライバシー保護、そして相談したことによる不利益取り扱いの禁止に配慮する必要があることから、担当者に対して研修を行っておくべきです。当院では「ハラスメント対応相談員マニュアル」を作成していますが、このようなマニュアルがあることで、現場で担当者が対応に迷うことも少なくなります。

> **その3**
>
> # パワハラ発生後の迅速かつ適切な対応

● 現場での対応

パワハラ事案が発生した場合には初動が最も重要です。例えば、激高した医師の叱責に射すくめられて、その場で立ち尽くして怒りを浴び続けているコメディカルスタッフなどには、その現場に居合わせた第三者（上位者が望ましい）が介入して、まず被害者を迅速に加害者から引き離す必要があります。患者・家族からの暴力（ペイシャントハラスメント）でも同様ですが、被害者のメンタルヘルスを守るために、物理的な距離を取らせることがと

ても重要です。そして、被害者本人・第三者にかかわりなく、遅滞なく上位者またはハラスメント相談窓口に状況を報告する必要があります。しかし実際には、被害者の上位者からハラスメント防止対策委員会に直接報告があることが多く、委員長が加害職員に非公式に事情聴取をした上で、当該行為に関する警告を行い、経過観察となる場合もあります。

● 相談窓口での対応

相談窓口の担当者は、相談者と行為者（相談者の許可が得られた場合のみ）の双方、必要に応じて第三者にも事実関係をヒアリングし、経時的な経緯を記録して報告書を作成します。そして、相談者に今後の希望（今回は相談のみとしたい、上部委員会に事案を上げてほしい、など）を聞き、事案の内容も考慮してその後の対応を判断しますが、相談のみで終了している場合が多いと思われます。しかし、相談で問題が解決しない場合には、ハラスメント防止対策委員会へ申し立てをする手続きに進みます（図3）。

● ハラスメント防止対策委員会

相談窓口での相談で問題が解決しない場合、相談者はハラスメント防止対策委員会に対して、所定の手続きを申し立てることができます（対応フローは図3）。「手続き」には、(1) 説諭の申請（行為の中止を求める）、(2) 調停の申請（当事者の話し合いによる解決）、(3) 措置の申し立て（相手に対して何らかの措置を病院に求める）——の3つがあります。どの手続きにするかは、ハラス

第3章 医療現場でのパワハラを防ぐ

図3 ハラスメント事案発生時の対応フロー

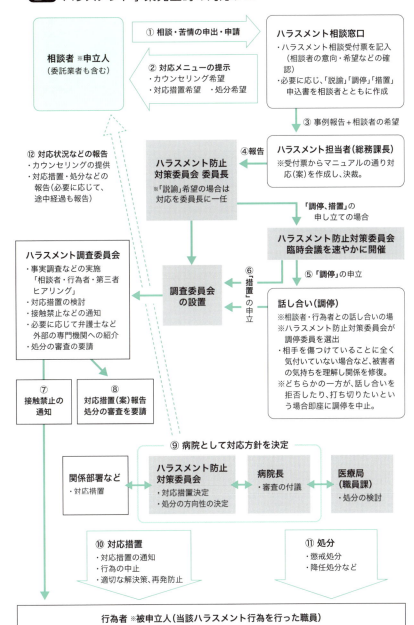

メントの被害に遭った相談者と相談員が話し合いながら、相談者にとって最善の方法を慎重に模索していきます。

ハラスメント防止対策委員会委員長は申し立ての内容に鑑み、緊急性があると判断した場合は、当日もしくは翌日までに臨時委員会を招集し、事実関係の確認のためハラスメント調査委員会を始動させます（図3）。その調査結果を基に再度防止対策委員会を招集し、同委員会の協議結果（当該行為をパワハラと認定するか否か、など）を病院長に具申します。病院長はその結果を基に措置が必要と判断した場合は、上部機関（当院では県医療局）と対応を協議した上で、両者を引き離すための配置転換、相談者の労働条件上の不利益の回復や行為者に対する就業規則などに基づいた懲戒処分などを講じます。

● パワハラ常習者にはルール化で対応

パワハラに関しては、行為者の側にも様々な事情や背景、言い分もあると思います。しかし、パワハラ行為の事実そのものを見ることが必要です。これはスピード違反に対する対応と似ています。スピード違反で警察に捕まったとき、「ちょっと用事があって急いでいました」と弁明しても許してくれません。なぜ交通違反の取り締まりがあれほど厳しいかというと、人命がかかっているからです。医療現場でのパワハラは、被害スタッフに精神的ストレスを加えて注意力低下によるエラーを誘発させ、医療事故の要因となることがよく知られています。ハラスメントが人命に関わるのです。決して医療現場を「ハラスメントの無法地帯」にしてはなりま

せん。就業規則や守るべき行動規範などのルールで対応していく
必要があります。

● 再発防止策

パワハラ事案発生後には、責任部署がハラスメントを行っては
ならない旨、及びハラスメントを行った者については厳正に対処
する旨の方針を改めて発信・周知すべきですが、被害者・加害者
など、関係者のプライバシー保護には十分留意する必要があり
ます。ハラスメント防止意識を啓発する目的の研修も併せて行え
ば、さらに効果的とされます。

ハラスメントの行為者に対しては、上位者による定期的な面談
により勤務状況をフォローすることが再発防止として大変重要で
す。また、アンガーマネジメントなどのコミュニケーションスキル
向上のための研修を、個人的に受けてもらうことも有効な場合が
あります。

● 訴訟に発展するようなケースへの対応

パワハラ事案が訴訟に発展するケースを想定し、相談内容及び
対応内容を文書（委員会議事録など）に記録することが重要と
考えています。これは将来的に裁判となった場合への対応として、
必要不可欠な手続きとなります。

● ハラスメント被害者の心のケア

　一般的に、ハラスメント被害者への初期対応としては、上位者や臨床心理士によるカウンセリングが行われることが多いと思われます。この段階で、相談者に防止対策委員会への報告を提案することもありますが、ほとんどの場合は望まないとされます。また、精神科医によるフォロー体制も機能していますが、残念ながら休職や退職に至るケースもあります。

その他の有効なハラスメント防止対策

● 挨拶推進運動

　医療機関では当たり前とされがちな職員間の挨拶ですが、定期的に「挨拶推進運動」を行うのも、ハラスメント防止対策として有効と考えています。挨拶は、「私は、あなたに心を開き、あなたを受け入れます」「私の仲間として、友としてあなたを認めます」という、相互の承認や友好の気持ちを体現しています。挨拶がない、無礼がはびこる職場はパワハラの温床となります。相手との争いを未然に防ぐ、効果的なコミュニケーションの基本として、今一度挨拶の意義を見直す必要があります。当院では「あいさつ推進標語コンテスト」として職員から広く標語を募集し、優秀作品をポスター化して院内掲示した上で、定期的に全館放送で流しています。

第3章　医療現場でのパワハラを防ぐ

● パワハラ防止強化月間の設定

　本章1項でもご紹介しましたが、当院では厚労省の啓発運動に合わせ、毎年12月を「パワハラ防止強化月間」と定めています。具体的には、全職員向けにグループウエアで毎週配信している「アンガーマネジメント通信」を、12月はパワハラ防止研修特集（週2回発行、全8回）とし、さらにハラスメント防止啓発ポスターの全部署掲示などで院内周知・啓発を集中的に行っています。

● アンガーマネジメント普及啓発活動（アン活）

　怒りの感情はパワハラのトリガーになることから、当院では2020年6月より全職員を対象としてアンガーマネジメント普及活動（アン活）を展開しています[4、5、6]（第1章3項、4項を参照）。活動開始1年後のアンケートで、「普及活動後にパワハラが減少した、やや減少した」との肯定的回答比率は全体で35.8%で、「普及活動はパワハラ抑止に有効である、やや有効である」との肯定的回答比率は全体で64.2%を占めたことから、アン活はパワハラ抑止に効果的な可能性があると考えています[4、5、6]。

おわりに

　これまで述べてきた様々な対策をすれば、パワハラがなくなるわけではありません。むしろ、今まで水面下にあった実態が顕在

化してくる、と考える方が正しいでしょう。

　しかし、患者が全幅の信頼を寄せて利用する病院組織が、不健全な、患者にとって危険な職場環境であってはなりません。病院上層部が現状を認識した上で、病院組織全体でハラスメント防止意識を持つことが、長期的な観点からみてハラスメントの抑止につながっていくと信じます。

参考文献・資料

1）厚生労働省：都道府県労働局雇用環境・均等部（室）

2）厚生労働省：ハラスメント対策総合情報サイト「明るい職場応援団」ハラスメントに関する法律とハラスメント防止のために講ずべき措置

3）厚生労働省：ハラスメント対策総合情報サイト「明るい職場応援団」ハラスメント関係資料ダウンロードコーナー

4）大浦裕之、宮田 剛ら 高度急性期病院におけるパワーハラスメント防止に向けた組織的アンガーマネジメント導入の試み. 日本医療マネジメント学会雑誌 2021;22(2):100-4.

5）Oura H, Miyata G. Benefits of Organizational Anger Management Program to Prevent Disruptive Behaviors: A Japanese Hospital Case Study. Frontiers in Clinical Trials. IntechOpen.2023.

6）大浦裕之　Report 寄稿〜"怒りの無法 地帯"の医療現場を改善、日経ヘルスケア 2023;410: 62-6.

第 4 章

Q&A編

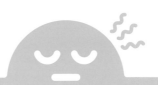

筆者は医療機関の院内研修会などで、ハラスメント防止対策やアンガーマネジメントの話をさせていただく機会がありますが、講演終了後の質疑応答で、実に様々な内容のご質問やご意見を頂きます。ここではそれらの中から、特によく寄せられる質問（FAQ：Frequently Asked Questions）を抽出し、筆者なりに回答したいと思います。

FAQ 1

部下を指導するときに、怒るなと言われても無理だ。怒らなければ部下は成長しない。その人間を放置すればいいのか？

　最も多い質問はこのような趣旨のものです。 お気持ちはよく分かりますが、ご存じの通り、今はパワハラにかなり厳しいコンプライアンス全盛の世の中になりました。パワハラ行為をしたプロ野球選手や自治体首長が、解雇されたり辞職させられたりする時代です。医療業界も例外ではありません。パワハラ行為と受け取られかねない指導は問題であり、なんといってもキャリアに影響するなど、自身にとっての不利益となります。

　現場で最も問題となるのが、その言動が「パワハラか指導か」ということだと思います。 パワハラか指導かを分ける最も重要なポイントは、「業務上必要かつ相当な範囲」を超えているかどうか

です。これまでの様々な判例から、具体的には第3章2項で説明した3つの状況（「人格攻撃」「繰り返し行われる」「社会通念上、不適切」）がそろっているかどうかでパワハラかどうか判断されているとのことです[1]。

　ただし、被害者と加害者間に強い信頼関係がある場合は、パワハラに相当する言動でもパワハラとは受け取られない可能性はあります。逆に、信頼関係が薄い場合は、明らかな指導でもパワハラと受け取られる危険性はあります。要は、日ごろから信頼関係を構築する努力が求められているということです。

　自身の言動がパワハラに該当するかどうか判断に迷う場合は、まず上記の「3つの状況」に当てはまるかどうかを振り返ってみるといいかもしれません。第三者に意見を求めるのも有用です。特に感情的な叱責は人格攻撃を伴いやすく、注意が必要です。

　本来「怒りは要求」であり、自分のリクエストをうまく相手に伝えることが、怒りの最終目標です。怒りの衝動からある程度冷静になった時点で、時間を置かず（タイムリーに）、周囲に人がいない場所に相手と移動し、1対1でアサーティブにリクエストを伝えることが理想的です。そして第2章6項で解説した通り、そのリクエストを未来志向で、アイメッセージで具体的に（私は〇〇という気持ちになった、今度からは〇〇してほしいなど）伝えましょう。

　ここで、リクエストの仕方を間違える（感情的に叱責・人格攻撃など）と、ハラスメントに該当する場合も出てくるでしょう。そう

ならないためにも、相手ではなく、相手の行為そのものにフォーカスするアンガーマネジメントトレーニングが必要なのです。繰り返しますが、アンガーマネジメントは自身を守る強力なスキル（味方）なのです。

FAQ 2

職場で怒っている人にどう対処すればいいのか？

　これもよく受ける質問です。心理学者のアドラーは、「怒るのには目的がある（要求を通したい、優位性を示したいなど）」とし、人は怒ることによって、周囲の状況や人間関係を「自分にとって都合のいいものにする」としています。そしてアドラーは、（怒ることは）その人の課題であり、他人の課題に首を突っ込むなとしています（課題の分離）。

　そういう意味で、その人の怒りに周囲の人が責任を持つ必要はありません。ただし、怒りを浴びている被害者を目撃した際には、第三者が直ちに介入して被害者を行為者から引き離すことが重要な初期対応となります。怒りには「物理的な距離を取ること」が最も有効です。

　患者やその家族が怒ってきた場合、相手の怒りの程度にもよりますが、自身のメンタルヘルスのためにも、可能であれば一旦その

場を離れ、上司に相談するなど組織として複数人で対応することが望ましいと考えられます。これは一般企業でのカスタマーハラスメントの対応と同様です。そして、暴力を伴うような激しい怒りの場合には、「院内緊急コール」などで人手を集めることが重要です。場合によっては、警察の介入も有効です（最近、あるペイシェントハラスメント事案に介入してもらいました）。感染防御と同様に、まずは「自身の心身を守る」という意識が必要と考えます。

　怒っている人に対処するとき、不安・恐怖心などのネガティブな感情が生じることもありますが、その際には注意が必要です。相手の怒りにとらわれれば、自身のパフォーマンスが落ち冷静な判断ができなくなります（情動感染）。自分が他人の怒りに情動感染していないかを意識することも大切です。

FAQ 3

パワハラ常習者（特に医師）に対し、現場はどう対応すればいいのか？

　これも大変多い質問です。日本中の多くの医療機関で悩まれているところであり、切実かつ喫緊の課題です。筆者に奇跡的な解決策があるわけではありませんが、現時点では以下のように考えています（「現場対応」→「組織対応」の順で解説します）。

1. パワハラ発生現場での対応

　これまでも何度か触れてきましたが、ハラスメント事案が発生した場合には初動が最も大事です。例えば、激高した医師の叱責に射すくめられて、その場で立ち尽くして怒りを浴び続けているコメディカルスタッフなどには、現場に居合わせた第三者（可能であれば複数人で）が直ちに介入し、まず被害者を迅速に行為者から引き離す必要があります。被害者のメンタルヘルスを守るために、行為者との「物理的な距離」を取らせることが最も重要です。これは院内暴力などのペイシェントハラスメント対応と同様になります。

2. 事案の速やかな報告

　そして事が収まった後は、被害者本人または第三者（ハラスメントの目撃者など）が、その事案をしかるべきルートで速やかに報告し（個人名での報告がはばかられるのであれば、連名あるいは匿名でもいいでしょう）、ハラスメント担当部署に今後の対応を委ねます。

　現場では、地道にこの作業を繰り返します。しかし、残念ながらこうした事案の報告は正式ルートで上がってくることは少ないのが現状です。これは一般的に事案報告後の、行為者からの報復に対する恐れや、組織への不信感が原因とされており、事案報告体制の改善が必要です。

3. 上司による適切な指導

　問題行動を改善する必要性を本人に自覚させるのは、筆者は「直属の上司の責任」と考えています。定期的に本人と面談し、根気強く指導する必要があります。指導効果がなければ、さらに上位の上司の指導となります。そして、その指導内容を文書として保存しておくのが望ましいでしょう（これは万一、処分になる際に重要な資料となります）。しかし指導が十分な効果を上げなければ、対処がより困難になり、行為は次第にエスカレートしていきます。

4. 定期的なアンケート

　パワハラ発生実態の把握には、定期的なアンケート（無記名）が必須です。アンケートの自由記載（匿名）では、個人の実名を挙げた批判が多く寄せられます。特に複数名から（パワハラ行為者として）名を挙げられた職員には、上層部の人間やハラスメント担当者が個別に事情を聞くことが必要です。この対応だけでも、ある程度のパワハラ抑止になります。また、アンケートの実施自体にハラスメント抑止効果があるとされており、さらにはハラスメントに対する病院の姿勢を職員に示すものとなります。

5. 組織のルールによる対応

　自ら問題行動の改善に取り組もうとしない人には、病院組織が定める行動規範、就業規則や服務規程などによるルールでの対

処が不可欠です。担当部署を設置し、委員会業務として事案を処理する仕組みを構築する必要があります。決して、パワハラ対応を「現場任せ」の対応にしてはなりません。組織的に対応する姿勢を職員に示すことが何より重要と考えます。明白なパワハラ行為に対し、組織的な対応（処分など）が何もなければ、医療現場は容易に「ハラスメント無法地帯」になります。そして、職員のモチベーションやモラルが下がって離職率も上がり、さらなる医療の質の低下を招きます。

6. 弁護士などの専門家への相談

　上述の様々な対応を行っても対処困難な場合は、なるべく早期の段階で、弁護士や社会保険労務士などの労務管理専門家に今後の対応について相談すべきと考えます。やはり、法律の専門家ではない医療専門家だけで対応していたのでは限界があります。専門家の早期介入が、当事者と病院組織を守ることにつながります。

FAQ 4

パワハラ行為者にも様々な事情があったはず。行為者に厳しい対応は一方的ではないか？

　行為者側にもパワハラに至るやむを得ない事情があったので

は、との趣旨の質問（意見）も時々受けます。アンケートの自由記載でもよく書かれます。中には研修内容に不快感を表す参加者もいます。そのお気持ちもよく分かります。

1. 「パワハラ認定」には詳細な調査が必須

　まず誤解のないようにお伝えしたいのは、ある人の行為を「パワハラ認定」するに当たっては、当事者・第三者（目撃者など）の詳細な聞き取りを基に、当該事案に関する経時的な事実関係を調査し、何度も委員会の審議を重ねた上で認定するものです。そのため当院では、結論に至るまでにかなりの期間を要しています。決して「結論ありき」ではありません。事実、「パワハラ事案」として担当委員会に申請された案件のうち、「パワハラ認定」されないものも多くあります。

2. 行為者になりやすい医師

　確かにパワハラに関しては、行為者の側にも様々な事情や背景、言い分もあると思います。特に医師は常に高い技術水準を求められ、責任の重い決断を迫られると同時に、睡眠不足や過重な業務量、スタッフや患者・家族とのコンフリクトなどのストレス要因に日常的にさらされています。これらの要因が複合的に重なることで、怒りによるパワハラを引き起こしやすい職種とされています。実際、職場で問題となるパワハラ事案の行為者の多くが医師です。

3. 問題となるのは「常習者」

　誰でも、一度や二度、職場で怒りをあらわにした経験はあるでしょう。怒りは本能ですので仕方ない面もあります。この対処法については、筆者が行うアンガーマネジメント研修で取り扱います）。しかし、筆者のハラスメント防止研修で問題にしているのは「パワハラ常習者」です。

　ご存じの通り、常習者の問題行動は一度や二度のレベルではありません。数年以上にもわたって行為を繰り返していながら、組織的に何ら対処されていないこともまれではありません。このように長期にわたって、医療現場に深刻な被害をもたらしている問題行動を決して放置してはならないのです。

　海外の研究論文によれば、全医師の約3〜5％がパワハラ常習者であり、この少数の医師が病院全体の約40％の問題を引き起こすとされています[2]。少数であっても、決して軽視することはできません。

4. 行為の事実を見る

　上記の理由から、行為者にどのような事情があるにせよ、パワハラ行為の事実そのものを見て判断することが重要であり、公平な対応と考えます。これは自動車のスピード違反への対応と似ています。

第4章　Q&A編

> **FAQ 5**
>
> **パワハラ常習者がハラスメント防止研修会に来ないが、どうすればいいのか?**

　このような趣旨の質問も非常に多いです。これは病院規模や地域にかかわらず、共通のお悩みのようです。

　確かに、明らかなパワハラを繰り返しているにもかかわらず、研修会に参加しない人がいるのが現実です。職場でよく怒鳴って、就業環境を悪化させているパワハラ常習者のほとんどは、自身の言動のメタ認知に基づいたリフレクションをすることもなく、自身を正当化します。つまり、自分が医療現場にどのような悪影響をもたらしているかを理解していません。そのため、ハラスメント防止研修を受ける必要性を感じていないと思われます。このような人は同じ状況に遭遇すれば同じ言動を繰り返し、医療現場を荒廃させ、患者安全と病院経営の脅威となって医療の質の低下をもたらします。

現実的な対処法

　このような人に研修会に参加してもらう現実的な対処法としては、医療安全研修の医療法上の受講義務の機会(年2回以上)を利用し、それに合わせてハラスメント防止研修を実施することが考えられます。その上で、院長名で個別に出席を促す文書を手

渡すのも効果があるかもしれません。また、e-ラーニングなどを利用して受講しやすい方法にするのも1つの手です（実際に視聴するかどうかは疑問ですが……）。

このように受講を義務とするのは、ハラスメント事案の発生後、行為者に「そんなことは知らなかった」と言われないためにも重要です。しかしながら、どのような手段を講じても受講しない人に研修を強制はできません。たとえ受講しなかったにせよ、医療機関側が行為者に受講を促していたという事実が大事です。そして、それを何らかの記録として残しておく必要があります。

FAQ 6

パワハラ常習者でなくてもアンガーマネジメントを学ぶ意味があるのか？

この趣旨の質問も多い気がします。院内アンガーマネジメント普及活動（アン活）を開始した最初の頃は、ハラスメント防止をメインの目的としていました。しかし、研修会に参加して熱心に聴講されている方々の多くは、まずハラスメント行為者にはならない人たちと見受けられました。ところが逆に、パワハラを繰り返していて明らかにアンガーマネジメントを学ぶ必要があるにもかかわらず、研修会に参加しない人がいるのも現実です。そのような理由もあって普及活動の成果も表立っては見えにくく、達成感

が得られない日々がしばらく続きました。

　そんなあるとき、他院で行った研修会の事後アンケート（自由記載）で、「アンガーマネジメントを学んで、自身の感情コントロールだけでなく、（怒っている）他者への理解も深めることができると感じた」「職場だけでなく、プライベートでも活用できると思った。日々意識して、自分自身も人として成長しながら感情をマネジメントしていきたい」というコメントがあり、ハッとしました。ハラスメント防止に注力するあまり、未熟者の筆者はそのときまで、個人のウェルビーイング（well-being）に資するアンガーマネジメントの有用性をあまり重視してこなかったことに気付かされました。本当に、このコメントには救われました。

　アンガーマネジメントのトレーニングは職場でのハラスメント予防にとどまらず、プライベートでも威力を発揮します。例えば、職場での怒りをそのまま家庭に持ち込まないことで、立場の強いもの（本人）から弱い者（配偶者や子どもなど）への、怒りの連鎖を断ち切れるかもしれません。そして、パーソナルトレーニングとして日々続けることが、怒りによるストレスの軽減に大変役立ちます（そもそも怒りはストレスなのです）。

　このように、アンガーマネジメントは医療従事者のウェルビーイングに大変役立つスキルであり、各自が習得する意義は大きいと考えます。これが、私がこれまでの活動を通して学んだ最も重要なことです。最近では、主にこの観点からのお話をさせていただいています。

> **FAQ 7**

アンガーマネジメントを院内に普及させるにはどうしたらいいか（当院でも普及可能か）？

　これは多い質問とは言えませんが、以前ある研修会で当院でのアンガーマネジメント普及活動（アン活）を紹介した際に頂いたものです。重要な内容と考えますので、解説させてください。

　結論から言えば、大規模な高度急性期病院である当院（685床、救急搬送数約8000件/年、職員数約1400人）での普及活動が可能であったことから[3,4]、ほとんどの医療機関で普及は可能と考えます。ただし、病院全体での活動を行うに当たり重要と考えるポイントは以下の3つです。

---

1. 組織のトップ（病院長）の理解が得られること
2. 病院全体のプロジェクトとして行うこと（リーダーが必要）
3. ハラスメント担当委員会と連携すること

　これらの条件がそろわなくても、まずは小グループの勉強会などを立ち上げて、その活動に職員・上層部を巻き込んでいく、というような感じで進める方法もあると思います。勉強会グループ

が中心となって、院内研修会を開催するのもアンガーマネジメント普及活動（アン活）開始のきっかけとしては重要です。

　また、その勉強会からの発信で、多忙な職員でも「あ、これならできそうだ」と思える簡潔な内容のテーマを提示することが効果的と考えます。当院での具体的な取り組みとして、まず毎月第1月曜日を「『私、今日怒らないので』宣言！！の日」と設定し、啓発ポスターを院内の全部署に掲示して、自らの怒りを意識する機会の日としました[3,4]。これなら月1回ですので、職員にもそれほど負担にはなりません。

　当院ではさらに、多忙な職員でも毎日職場で「アンガーマネジメント」の文字が目に付くようにと、トレーニング手法を紹介するポスターを毎月テーマを変えて全部署に掲示し、さらにアンガーマネジメント関連情報を週2回グループウェアで配信しました[3,4]。ただし、これにはかなりの労力を伴うことから、普及活動担当者の負担が大きくならないよう気を付ける必要があります。

　まずは職員の方々に、「アンガーマネジメント」という言葉に多く触れていただく方法を考えることがいいかもしれません。

【高校生から寄せられた質問】

　ある高校生から、夏休みの探究学習テーマとしてアンガーマネジメントを研究したいので、いろいろ話を聞かせてほしいとの依頼がありました。高校生の観点から、こちらが大変勉強になる

様々な質問をしてくださいました。医療従事者の皆様にも参考になる内容ですので、紹介させていただきます。

Q1

怒りの衝動のコントロールで、対症療法として深呼吸をしたり、頭の中で100から3ずつ引くなどがあるが、実際本当に効果が期待できるのか?

大変重要な指摘です。効果には個人差があると思います。というのも、怒りは人間の本能であり、ごく自然な感情（防衛感情）だからです。怒りは「べき」が裏切られた、すなわち期待外れの事態に遭遇した瞬間に湧き上がるため（1/1000秒単位）、この怒りに反射的に反応しないことはとてつもない困難を伴います。

アンガーマネジメントでおなじみの「6秒ルール」とは、イラッとしても怒りが湧いても、反射せずに何とか6秒間をやり過ごし、大脳新皮質（前頭前野）の冷静な判断を待ちましょうというルールです。6秒で怒りがなくなるわけではありませんが、少しでも理性的になることはできます。そして「怒りの衝動」のコントロール目的に、様々な方法がこれまで考案されています。では、実際にそれらの方法で反射せずに6秒待てるのかと言われると、上述したように効果にはかなり個人差があり、現実的には難しい場合も多いと答えざるを得ません。「6秒待てば全て解決」などという簡

単なことではないのです。

　というわけで一番のお勧めは第2章1項で説明した「タイムアウト」です。怒りの対象を目の前にして、「（怒りを暴発させやすい）魔の6秒」と格闘するのはとても大変です。可能であれば距離を取る、という方法が現実的な解決法かもしれません。いずれにしても、自分に合った衝動コントロールの方法を見つけることがとても大事です。

Q2

対症療法で怒りを抑えることができたとしても、ストレスはたまらないのか？

　結論から言うと、怒りを抑え込むだけではストレスはたまると思います。「喜怒哀楽」という言葉があるように、怒りは自然な感情なのですが、怒りをうまく表現できず、不自然に抑えることで相手に自分の気持ちを伝えることができないとストレスがたまります。実は、怒りは「要求（リクエスト）」なのです。そして、怒りを不自然に抑制することは、自分自身を傷つけることにもつながりかねません。

　ある出来事がどうしても許せないと判断（怒ると決めた場合）したら、私たちはどう行動（相手に要求を伝える）すればいいの

でしょうか。日常、誰しも頻繁に経験しますよね。怒りをぶつける以外の方法で、相手に自分の要求をうまく伝えるには、第2章6項で解説した「アイメッセージ」でアサーティブに伝えることが効果的です。ここでいうアサーティブとは、相手を尊重しながら適切な方法で自己主張を行うこと、とされています。

アイメッセージを効果的に用いて、アサーティブにリクエストを伝えられたら、不自然な「怒りの抑制」によるストレスもたまりにくくなると思います。始めはなかなかうまくいきませんが、繰り返すことで、リクエストを上手に伝えられるようになります。

Q3

怒っている人を見たとき、情動感染しないためにはどのような対策を取ればよいか?

これは非常に難しい質問です。なぜなら、情動感染は防ぐことが困難だからです。人間の脳には「ミラーニューロン神経回路」というものがあり、他人の言動を文字通り「鏡（ミラー）に映すように」自分の脳内で再現する仕組みがあります（私は脳科学者ではないので詳しくは知りませんが……）。それでイヤな態度を取っている人を見たときにイヤな気持ちになるのです。逆に楽しくて大笑いしている友達を見たとき、よく分からないけど自分もつい笑ってしまいますよね？ これが情動感染です。

第4章 Q&A編

　対策として、イヤな場面を見てイヤな気持ちになりそうな場合は、可能ならその場を離れることが勧められます。Q1で述べた「タイムアウト」ですね。また、その場所から移動できないのであれば、完全ではありませんが、ヘッドホンで音楽を聴いたりして意識的に気をそらすこともできます。いずれにせよ、自分が今、他人の言動の悪影響下にさらされている事実を認識することが重要かと思います。自覚することで情動感染を防ぐことができます。

Q4

マイナス感情（怒りの燃料）を抱きやすい人の対処法を教えてほしい。

　第1章7項で説明したように、マイナス感情・状態は怒りの「燃料」となります。怒りに振り回されないためには、マイナス感情・状態をできるだけ緩和させることが重要となります。そこで自分に合ったストレス解消法を見つけてほしいと思います。最近イライラしているなと思ったら、睡眠時間を十分確保したり、趣味などでストレス発散したりと、自分から「意識的に」心身の疲労ケアに努めて、「怒りの燃料」を減らすことが大切です。音楽、映画鑑賞、読書、スポーツ、推し活、カフェ巡り、筋トレ、ゲーム、旅行、カラオケ……など何でも良いと思います。また、何事も時間に余裕を持って行動することが大切です。なぜなら、時間的余裕がなく焦ることが「怒りの燃料」になりやすいからです。

191

これらの中でも、ストレスをためないためには、やはり上質な睡眠を十分にとることが最も重要と考えます。

Q5

実際にアンガーマネジメントの普及活動に携わって、気付いたことや大切だと考えたことは何か。

ハラスメント対策としてのアンガーマネジメント普及活動を始めて、しばらくして気付いたのは、医療界で医療現場でのハラスメント対策に関心があり、積極的に活動している人はごく少数（というか、ほとんどいない）ということです。実際、これは私にとってとても意外な事実でした。

Hさん（高校生の質問者）にぜひ読んでほしい本が、スティーブン・R・コヴィー著の『7つの習慣』（漫画版もあり）です。この本の中で物事の優先順位をどう決めるか、という章があって、最も優先すべきとされているのは「緊急性はないが重要なこと」です。まさに「医療現場のハラスメント対策」などはそうだと思いますが、ほとんど関心が払われておらず、長年放置されているのが実情です。

世の中の出来事は、当然ではありますが「緊急性があって重要なこと」が優先されています。例えば、新型コロナウイルス感染症対策などです。このような状況で、いかに皆の関心の薄い「医療現

第4章　Q&A編

場のハラスメント問題」を世に問い掛け、広めていくのかが、私自身の今後の課題と考えています。最近では、その一手段として医療従事者の卒前・卒後教育が効果的ではないか、と考えています。

Q6

アンガーマネジメントにデメリットはあるか。

デメリットはないと考えています。ただ、正しく学ばないと効果が表れにくいので注意が必要です。

アンガーマネジメントが必要な人間が、自らその必要性を感じて本気で学ばないと効果が表れないことは確かです。ダイエットの必要性を感じていない人間に、ダイエットさせることはできないのと同じですね。アンガーマネジメントはスキルですので、学んで実践しなければ身に付きません。英会話学習などと同じです。

また、アンガーマネジメントでは、怒りに反射しない「衝動のコントロール」や、怒らなくていいことは怒らず、自分の価値観（べき）を見直す「思考のコントロール」などのスキル習得が必要とされます。しかし、アンガーマネジメントを初めて実践する方が、これらを「怒りを我慢する方法」と誤解することで壁にぶつかり、ストレスとなる可能性があります。大前提として、アンガーマネジメントは怒りを我慢することではない、との認識が重要です。

自身の怒りと日々向き合い、アンガーマネジメントを実践することで、おのおのの人間性が高まり、自身と周囲のウェルビーイング向上につながっていきます。アンガーマネジメントは自信を持ってお勧めしたいスキルです。

参考資料

1) 原昌登.知らないでは済まされないハラスメントの基礎知識 特集"ハラスメント"ゼロ対策〜医療機関のケーススタディ10事例. 月刊／保険診療7月号 医学通信社 2023

2) Rosenstein AH, O'Daniel M. A survey of the impact of disruptive behaviors and communication defects on patient safety. Jt Comm J Qual Patient Saf.2008;34(8):464-71.

3) 大浦裕之、宮田 剛ら. 高度急性期病院におけるパワーハラスメント防止に向けた組織的アンガーマネジメント導入の試み. 日本医療マネジメント学会雑誌 2021;22(2):100-4.

4) 大浦裕之　Report寄稿〜"怒りの無法地帯"の医療現場を改善 日経ヘルスケア 2023;410:62-6.

資料編

ハラスメント防止対策
資料集

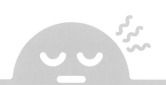

1. ハラスメントの防止、調査に関する院内規程と書式

岩手県立中央病院　ハラスメント防止対策委員会設置要綱

（目的・設置）

第1条　中央病院におけるハラスメント防止及びハラスメントに起因する問題を処理することを目的に迅速かつ適切に諸活動を行うため、ハラスメント防止対策委員会（以下「委員会」という。）を置く。

（所掌事項）

第2条　委員会は、次に掲げる事項を所掌する。

（1）ハラスメント防止に関する啓発及び研修に関すること。

（2）ハラスメントの相談体制に関すること。

（3）調停及び調査・苦情処理に関すること。

（4）ハラスメント等の再発防止に関すること。

（5）その他、ハラスメント等の防止及び対策に関し必要な事項。

（組　織）

第3条　委員会は、委員長及び委員若干名をもって組織する。

2　委員長は、病院長が任命する。

3　副委員長は委員長が指名した者をもって充てる。

4　委員は、事務局長・事務局次長・看護部長及び病院長が指名する者とする。

5　委員構成は、総数5名以上とし、男女それぞれが複数名とする。

6　その他、必要と認められる者

（2）委員会は、調査審議するにあたり、必要に応じ外部の専門家を参加させることができる。

（3）委員会に責任者を置き、病院長をもって充てる。

（任　期）

第4条　委員の任期は、1年以内とする。ただし、再任を妨げない。

（委員長及び副委員長）

第5条　委員長は会務を総理し、会議の議長となる。

2　副委員長は、委員長を補佐し、委員長の事故あるとき又は委員長が欠け

たときは、その職務を代理する。

（会　議）

第6条　会議は、必要に応じて委員長が召集する。

2　委員会は、必要に応じて委員以外の者を出席させ、会議案件に関して説明又は意見を求めることができる。

（会議の結果）

第7条　委員長は、会議において審議した結果を、病院長に報告しなければならない。

（庶　務）

第8条　委員会の庶務は、総務課において処理する。

（補　則）

第9条　この要綱に定めるもののほか必要な事項は、別に定める。

附　則

この要綱は、令和2年4月1日から施行する。

※ 参考文献：NPO法人福岡ジェンダー研究所『改訂版　そこが知りたい！　パワハラ対策の極意』（西日本新聞社、2013）

令和〇年度　ハラスメント防止対策委員会構成員

No	職　名	氏名【仮】	ハラスメント防止対策委員会	ハラスメント相談窓口	ハラスメント調査会（担当部署）	備考※病院長が指名
1	院長		●責任者	-	-	※
2	事務局長		○	○	○コメディカル	
3	事務局次長		○	○	○その他	
4	看護部長		○	○	○看護	
5	医療安全管理部長		◎委員長	○	○医師	※
6	主査医療社会事業士		○	◎窓口	–	※
7	臨床心理士		○	◎窓口	–	※
8	診療部長		○副委員長	–	○医師	※
9	薬剤部長		–	–	○薬剤	※
10	診療放射線技師長		–	–	○放射線	※
11	臨床検査技師長		–	–	○検査	※
12	主査臨床工学技士		–	–	○CE	※
13	栄養管理科長		–	–	○栄養	※
14	リハビリテーション技師長		–	–	○リハ	※
15	看護部次長（第1次長）		–	–	○看護	※
（事務局）						
16	総務課長		○ハラスメント担当者			※

資料編　ハラスメント防止対策資料集

ハラスメント相談受付票（取り扱い注意）

受付No		新規・継続（No.　　　　）	
相談日時	令和　　年　　月　　日（　）　：　　～　　：		
受付（相談員）者			
相談者	氏名（匿名可）　　　　　　　　　　　　　　所属： 　　　　　　　　　　男・女　　　　　　連絡先： ①被害者本人　②家族　③友人知人　④その他（　　　）		
行為者	氏名（匿名可）　　　　　相談者との関係：　　所属： 　　　　　　　　　　男・女　　　　　連絡先：		
問題行為	・いつ ・どこで ・どのように ・他者に対しても同様の言動はあるか ・現在の状況		
相談者の 感情・対応			
第三者・目撃者			
他者への相談	・有　　氏名・関係等　　　　　　　　対応の内容 ・無		
相談者の意向	・話を聴いてほしい　　・行為者との接点をなくしたい ・事情を報告したい　　・行為者に注意・警告をしてほしい ・行為者の言動を止めさせたい　・行為者への懲戒処分 ・行為者に謝罪をしてほしい　　・その他		
相談者の希望	1. 相談継続（対処方法の決定のため） 2. カウンセリング（心理的ケア）　　3. 話し合い（調停） 4. 苦情の申し立て（調査会による行為者への調査を経て、しかるべき措置へ） 5. その他		
相談者の 心身の状況			
相談者への対応 説明事項			
次回予定	令和　　年　　月　　日（　） 　　　：　　～　　：　　　　　　　無し		
相談後の 対応状況			

※記入後は、ハラスメント担当者（総務課長）へ提出のこと。

※ 厚生労働省「あかるい職場応援団」のハラスメント関係資料を基に改変

199

行為者聞き取り票（取り扱い注意）

受付No		新規・継続（No.　　　　　）	
相談日時	令和　　　年　　　月　　　日（　　）　　　：　　　～　　　　：ᅠ		
担当者			
相談者	氏名 　　　　　　　　男・女		所属： 連絡先：
事実確認	・相談者との関係 ・相談者が主張している事実関係の有無、相違点等 　相談のような言動・行動があったか。 いつ、どこで、どのような言動・行動であったか。		
行為者の 対応・意向	・なぜ、そのような言動を取ったか ・加害行為の意識の有無 ・謝罪等の意思の有無		
第三者・目撃者			
行為者への対応 説明事項			
次回予定	令和　　　年　　　月　　　日（　　） 　　　　：　　　～　　　：　　　　　　無し		
面談後の 対応状況			

※記入後は、ハラスメント担当者（総務課長）へ提出のこと。

※ 厚生労働省「あかるい職場応援団」のハラスメント関係資料を基に改変

資料編 ハラスメント防止対策資料集

様式第7号　回議等用紙

第1ガイド 第2ガイド 第3ガイド ファイル名		決裁年月日	公印承認	発送年月日
文書番号				
文書日付		通数		
起　　案　　令和　年　月　日 電話　　　○○○○ 所　　属　　総務課 職・氏名　　総務課長　○○　○○				

標題
このことについて、
（要旨等）
（回議） 　　院　長　　　　看護部長   　　事務局長　　　事務局次長　　　総務課長　　　総務係長　　　管財係長 （合議）

取扱区分	重要、例規、要県報登載、公印省略、その他（　　　　　　　　　　）
発送区分	速達、書留、ファックス、メール、掲示板（　　　　　　）、その他（　　　　　　　）

2. パワハラに関する調査票

パワーハラスメントについてのアンケート

【職場のパワーハラスメントとは？】

同じ職場で働く者に対して、職務上の地位や人間関係などの職場内の優位性①を背景に、業務の適正な範囲②を超えて、精神的・身体的苦痛を与える又は職場環境を悪化させる行為をいう。

※上司から部下に行われるものだけでなく、先輩・後輩間や同僚間などの様々な優位性を背景に行われるものも含まれる。

【①職場内の優位性、②業務の適正な範囲の考え方】

①「パワーハラスメント」という言葉は、上司から部下へのいじめ・嫌がらせを指して使われる場合が多い。しかし、先輩・後輩間や同僚間、さらには部下から上司に対して行われるものもあり、こうした行為も含めて考える必要がある。このため、上記では職場内の優位性を、職務上の地位に限らず、人間関係や 専門知識などの様々な優位性が含まれる趣旨を明らかにしている。

② 労使が予防・解決に取り組むべき行為は、「業務の適正な範囲」を超えるもの。個人の受け取り方によっては、業務上必要な指示や注意・指導を不満に感じたりする場合でも、これらが業務上の適正な範囲で行われている場合には、職場のパワーハラスメントには当たらない。

●本アンケートは令和　年　月以降に発生した事例を対象とします。

●ひとつの事例ごとに1枚提出してください（用紙が不足する場合は各自でコピー願います）

●該当する項目の□にチェックを入れてください。

1　あなたの性別

□男性　　□女性

2　あなたの年齢

□20代以下　□30代　□40代　□50代以上

3　あなたの所属部門

□医師　□看護　□医療技術　□事務　□その他

4　あなたの職位・就業形態

□管理職等（部長等以上）、事務局（課・室長以上）、看護部（師長以上）、医療
　技術（次長・副技師長以上）

□院長、部長等を除く医師　□中間職等（主任～係長・主査・看護師長補佐）

□一般職員　□臨時職員（パート含む）　□委託職員　□ボランティア

5　職場でのパワーハラスメントについて

**(1) 職場でパワーハラスメントを受けたことがありますか。または、他の人が職場
　　でパワーハラスメントを受けているのを見たり聞いたりしたことがありますか。**

□受けたことがあり、見たり聞いたりしたこともある（(2) 以降では自分が受けた
　内容を回答願います）

□受けたことがあるが、見たり聞いたりしたことはない

□受けたことはないが、見たり聞いたりしたことはある

□受けたことはないし、見たり聞いたりしたこともない　⇒6へ

(2) そのパワーハラスメントはどのようなものでしたか。（複数回答可）

□暴力を受けた　　□怒鳴られた、感情的な叱責を受けた

□同僚の前などで叱責や注意を受けた

□職務上必要でないあるいは適切でない仕事を指示された

□退職を強要された

□仕事の内容を執拗にチェック、何度もやり直しを命じられた

□異動を強要された　　□無視された

□意図的に能力や経験とかけ離れた程度の低い仕事を与えられた

□人格否定や差別的な発言をされた　　□意図的に過剰な仕事を与えられた

□仕事の失敗を執拗に追及された　　□意図的に仕事を与えられなかった

□飲み会などに強制的に参加させられた

□私生活について執拗に聞かれたり介入されたりした

□時間外労働（残業・休日出勤等）を強制された

□年次休暇等の正当な権利行使を認められなかった

□管理職等の考えを一方的に押し付けられた

□長期に渡る観察や指導により精神的負担を受けた

□その他（　　　　　　　　　　　　　　　　　）

(3) パワーハラスメントを行ったのは、どの部門の職員でしたか。

□医師　□看護　□医療技術　□事務　□その他

(4) パワーハラスメントを行ったのは、誰でしたか。

□上司　□同僚　□部下　□他部門の職員　□その他（　　　　　　　　）

(5) なぜパワーハラスメントが生じたと思いますか。(複数回答可)

□職員が忙しすぎるため　□コミュニケーションが不足しているため

□人間関係が欠如しているため　□一部にモラルの低い職員がいるため

□能力主義・成果主義に傾注しすぎているため　□自分に落ち度があったため

□臨時職員、パート職員、委託職員を対等なパートナーと見なしていない職員が
いるため

□病院側のパワーハラスメント防止に対する使用者責任についての認識が低い
から

□職場全体がパワーハラスメントを問題としない雰囲気だから

□その他（　　　　　　　　　　　　　　　　　　　　　　　　）

(6) パワーハラスメント行為によって、あなたはどのような影響を受けましたか。
　　（複数回答可）

□退職を考えた（あるいは考えている）　□特に影響はなかった

□体調を崩した　□自殺を図った（あるいは考えている）

□職場の人に不信感・嫌悪感・恐怖感等何らかの精神的な負の感情を持つように
なった

□精神的に強いダメージを受け、不安定になった

□自分にも悪いところがあったのではないだろうかと自分を責めたりするように
　なった

□医療機関等（心理カウンセリングも含む）で治療を受けた（あるいは受けてい
　る）

□職場に行きたくなくなり、休みがちになった（あるいは行けなくなった）

□その他（　　　　　　　　　　　　　　　　　　　　　　　　　　　）

(7) パワーハラスメント行為を受けた時、あなたはどのような行動を取りました
**　　か。（複数回答可）**

□態度等でそれとなく抗議した　□我慢した、特に何もしなかった

□上司に職場異動等接点をなくすことを申し出た

□相手方に直接あるいは文書・メール等で抗議した

□どのような行動をとるのかを思案中　□相談した

□その他（　　　　　　　　　　　　　　　　　　　　　　　　　　　）

(8) (7) の行動を取った結果、事態はどうなりましたか。（複数回答可）

□好転した　□悪化した　□変化なし

□その他（　　　　　　　　　　　　　　　　　　　　　　　　　　　）

(9) (7) で「我慢した、特に何もしなかった」と答えた方へ。それはなぜですか。
**　　（複数回答可）**

□行動しても解決しないと諦めていたから　□取るに足らないことだと思ったから

□自分にも悪い所があるのではと思ったから

□行動すると職務を続けるのに不利になると思ったから

□相談するのが恥ずかしかったから

□事態が悪化する、あるいは報復されるのが怖かったから

□解決方法が思いつかなかった（今は思いつかない）から

□パワーハラスメント行為を受けたことが周囲にばれてしまうと考えたから

□その他（　　　　　　　　　　　　　　　　　　　　　　　　　　　）

(10) 誰に相談しましたか。(複数回答可)

□家族　□友人　□上司　□医療局

□労働局 (労働基準監督署) □労働組合

□その他 (　　　　　　　　　　　　　　　　　　　　　　　　)

□相談しなかった

(11) 上司、医療局はどのような対応でしたか。

□相談内容を丁寧に聞いてくれた

□事情聴取の結果、病院として一定の対応をしてくれた

□当事者同士で解決するよう言われただけだった

□相談は聞いてくれたが、やっかい者のように扱われた

□その他 (　　　　　　　　　　　　　　　　　　　　　　　)

6　職場でのパワーハラスメント対策で病院に対して望むことは何ですか。(複数回答可)

□病院トップや幹部の意識を改革して欲しい

□一般職員の意識啓発研修を行って欲しい

□管理職の意識啓発研修を行って欲しい

□利用しやすい相談窓口を設置して欲しい

□風通しのよい職場風土を醸成して欲しい

□問題発生時に迅速・公正な対応をして欲しい

□ パワーハラスメントを許さないという方針を徹底して欲しい

□就業規則や労使協定に制裁規定を盛り込んで欲しい

□その他 (　　　　　　　　　　　　　　　　　　　　　　)

7　その他

下欄に思っていること、感じていること等自由に記入してください。

提出期限：令和　　年　　月　　日 (　　) まで　提出先：

資料編　ハラスメント防止対策資料集

3. 院内ガイドライン

岩手県立中央病院

ハラスメント対応ガイドライン

- 快適な就業環境を守るために -

岩手県立中央病院
ハラスメント防止対策委員会

目次

1. ハラスメントに対する当院の基本姿勢

2. 本ガイドラインの適用範囲及び対象

3. ハラスメントの定義

4. 主なハラスメント

　　（1）セクシュアル・ハラスメント

　　（2）パワー・ハラスメント

　　（3）妊娠、出産等に関するハラスメント及び育児休業等に関するハラスメント

　　　　（マタニティ・ハラスメント）

5. ハラスメントを受けたと感じたら

6. ハラスメント相談窓口

　　（1）ハラスメント相談窓口の役割

　　（2）ハラスメント相談窓口への連絡方法

　　（3）守秘義務と個人情報保護

7. ハラスメント防止対策委員会への申請・申立て

　　（1）説諭の申請 －行為の中止を求める対応－

　　（2）調停の申請 －話し合いによる解決－

　　（3）措置の申立て －相手に対して何らかの措置を病院に求める対応－

8. ハラスメント調査委員会

9. ハラスメント行為に対する懲戒処分

10. 相談や申立てに対する不利益な取り扱いの禁止

11. 虚偽の申立て等の禁止

12. （略）

添付資料：相談窓口情報および相談から問題解決までの流れ（フロー図）

（編集部注：第3章3項の図3を参照）

※ 本ガイドライン作成に当たっては、インターネットで公開されている一橋大学「ハラスメント防止 ガイドライン」と神戸学院大学「ハラスメント防止ガイドライン」を参照させていただきました。

資料編　ハラスメント防止対策資料集

1. ハラスメントに対する当院の基本姿勢

ハラスメント（Harassment）とは人間としての尊厳を侵害する、思いやりと敬意を欠いた行為であり、広く人格に関する言動等によって相手に不利益や不快感を与える行為のことをいいます。当院で働くすべての職員の人権が尊重され、ハラスメントを受けることなく、安心して就労することができる環境を維持することが当院の責務であると考えます。

万一かかる事態が生じた場合には、当院は問題解決のため必要な措置をとることを宣言するとともに、被害を受けた職員が、安心してハラスメントに関する相談や申立てができる窓口を設置します。このハラスメント相談窓口を通じて、ハラスメント防止対策委員会への ①説諭の申請 ②調停の申請 ③措置の申立てなどの手続きができます。ハラスメントの相談や申立てに対しては、被害者へのケア、権利回復を重視しつつ、加害者に対しては適切かつ厳正に対処します。その際、関係者のプライバシーの保護と秘密厳守には特に配慮します。

このガイドラインではハラスメントの定義、その具体例、問題解決のための手続きについて解説します。

2. 本ガイドラインの適用範囲及び対象

被害者または加害者とされる者が当院の職員であれば、本ガイドラインの対象となります。また、院内外を問わず、実質的に当院の就労環境に重大な支障を与えると認められるハラスメントについては、本ガイドラインが広く適用ないし準用されることになります。

3. ハラスメントの定義

ハラスメントとは広く職場におけるいろいろな場面での『嫌がらせ、いじめ』を言います。その種類は様々ですが、他者に対する発言・行動等が行為者の意図には関係なく、相手を不快にさせたり、尊厳を傷つけたり、不利益を与えたり、脅威を与えることを指します。

4. 主なハラスメント

ハラスメントの内容によって、セクシュアル・ハラスメント、パワー・ハラスメント、

妊娠、出産等に関するハラスメント、育児休業等に関するハラスメントなどが挙げられます。

以下に主なハラスメントについて簡単に述べますが、実際にはこれに当てはまらないもの、あるいはその複合型のハラスメントもあり、出来る限り広く対応していくことが必要です。

(1) セクシュアル・ハラスメント

「セクシュアル・ハラスメント（セクハラ）」とは、性的な言動または固定的な性別役割の押しつけなどによって、他の者に肉体的、精神的な苦痛や困惑、不快感を与えることです。同性や、他の者の性的指向（※1）または性自認（※2）に対するハラスメントも「セクハラ」に該当します。「セクハラ」かどうかは、「セクハラのつもりではなかった」といった行為者側の認識によるものではなく、あくまで被害者側の認識によります。

※1 性的指向：人の恋愛・性愛がいずれの性別を対象とするか

※2 性自認：性別に関する自己意識

- セクハラの具体例 -

1. 不特定の相手に向けて

● セクシュアル・マイノリティをからかう ●「男なんだから」「女のくせに」など、職場で性別役割意識に基づく発言をする ● 会議等で、お茶酌みや食事の支度、洗濯などを女性のみに担当させる

2. 特定の相手に向けて

● 相手が嫌がることをSNS上に書き込む ● 断られてもしつこく連絡をしたり、交際を迫る ●人格を傷つけかねない噂や性的風評を流す ● 恋愛経験や性体験等について、（しつこく）質問をする ● 理由をつけて二人きりになりたがる ● 特定の人のみを飲み会に誘う ● 一方的に相手の身体に接触する。常識の範囲を超えて接近する ● 性別に関して差別的な話をしたり、性別による役割を押し付けたりする ● 卑猥な行為を無理強いする

(2) パワー・ハラスメント

「パワー・ハラスメント（パワハラ）」とは、同じ職場で働く者に対して、職務上の

地位や人間関係などの職場内の優位性を背景に、業務の適正な範囲を超えて、精神的・身体的苦痛を与える又は職場環境を悪化させる行為をいいます。厚生労働省はパワハラ行為を以下の6つに分類しています。

(引用元: 厚生労働省 ハラスメント対策総合情報サイト「明るい職場応援団」パワーハラスメント対策導入マニュアル 第4版)

1. 暴行・傷害(**身体的な攻撃**)

    例:●相手を(モノで)叩く、蹴る ●モノを投げつける

2. 脅迫・名誉毀損・侮辱・ひどい暴言(**精神的な攻撃**)

    例:●大勢のいるところで叱責、罵倒する ●能力や性格について不適切な発言をする ●侮辱的な言葉をぶつける ●怒鳴りつける ●執拗にミスを追及する

3. 隔離・仲間外し・無視(**人間関係からの切り離し**)

    例:●部署内で一人だけを仲間外れにする ●意図的に無視する ●特定の人だけを職場の飲み会や行事に誘わない

4. 業務上明らかに不要なことや遂行不可能なことの強制、仕事の妨害(**過大な要求**)

    例:●飲み会などへの参加を無理強いする ●本人のいやがる部署に意図的に配置転換する ●本来の職務とは関係のない個人的な用件をするように強要する ● 理由をつけて、個別的に深夜まで業務を行わせる

5. 業務上の合理性なく、能力や経験とかけ離れた程度の低い仕事を命じることや仕事を与えないこと(**過小な要求**)

6. 私的なことに過度に立ち入ること(**個の侵害**)

    例:● 個人情報や噂を周囲に言いふらし、当人の職場での居心地を悪くする

(3) 妊娠、出産等に関するハラスメント及び育児休業等に関するハラスメント

「妊娠・出産・育児休業等に関するハラスメント」とは、妊娠・出産したこと等又

は妊娠・出産若しくは育児休業等に関する制度等の利用に関する言動又はそれに準ずる言動により、他の者の就労環境又は就学環境を害することを指します。なお、業務分担や安全配慮等の観点から、客観的にみて、業務上の必要性に基づく言動によるものはハラスメントには該当しません。また、妊娠・出産・育児休業等に関する否定的な言動が、ハラスメントの発生の原因や背景になることがあります。

　当院には、妊娠・出産・育児に関わる職員が利用できる様々な制度があります。どのような制度が利用できるのかを就業規則等により確認して下さるようお願いいたします。

- 妊娠・出産・育児休業等に関するハラスメントの具体例 -
　職場で ● 育児休業の取得について上司に相談したところ、「男のくせに育児休業をとるなんてあり得ない」と言われ、取得をあきらめざるを得ない状況になっている。● 上司・同僚に「自分だけ短時間勤務をしているなんて周りを考えていない。迷惑だ」と繰り返し又は継続的に言われ、苦痛に感じている。● 上司に妊娠を報告したところ「他の人を雇うので辞めてもらうしかない」と言われた。● 上司・同僚に「妊娠するなら忙しい時期を避けるべきだった」と繰り返し又は継続的に言われ、苦痛に感じている。

5. ハラスメントを受けたと感じたら

　ハラスメントを受けた場合、被害をより深刻にしないためにも次の事項について認識することが大切です。

1. 一人で我慢したり、無視したり、受け流しているだけでは必ずしも状況は改善されず、逆に相手の行為がエスカレートすることもあります。勇気をもって行動し、はっきりと自分の意思を相手に伝えることが大事です。
2. まず、身近で信頼できる人に相談する。そこで解決することが困難な場合には、院内ハラスメント相談窓口に申し出るなどの方法を考えて下さい。
3. ハラスメントを受けた日時、内容等について出来るだけ詳しく記録しておく、また、可能であれば第三者の証言を得ておくことが重要です。
4. 自分の周りで被害にあっている場面を見かけたら、見過ごさずにハラスメント

行為者に対し注意を促すか、院内ハラスメント相談窓口等に助力を求めて下さい。

6. ハラスメント相談窓口

(1) ハラスメント相談窓口の役割

ハラスメント相談窓口には、ハラスメントについて相談に応じる専門相談員がいます。相談窓口は相談者の話を聞き、気持ちや状況の整理をお手伝いし、相談者にとって一番良い解決方法を一緒に模索していくところです。相談で問題が解決せず、ハラスメント防止対策委員会へ申請または申立てをする場合には、相談者の思いが提出書類に十分反映出来るように、一緒に考えていくところでもあります。また、相談者の了解・要望を確認したうえで、相談者の所属部署と問題解決に向けて連携協力することが可能です。

(2) ハラスメント相談窓口への連絡方法

ハラスメント被害に遭われた方、またはハラスメント場面に遭遇した方は、ハラスメント相談窓口への電話、メールまたは文書での相談が可能です。その際は具体的な状況（発生日時、場所、相手の氏名、事例の概要、周囲で目撃した人がいたかどうか（できればその方の氏名も）等の情報を所属部署名と共に報告して頂けると、その後の対応がとてもスムーズになります（なお、匿名でも相談は受付可能ですが、行為者に対する対応が限定的になる可能性があります）。

院外の機関への相談も可能です。詳細はハラスメント相談窓口にお聞きください。相談者のプライバシーは厳守します。また相談したことでの不利益はありません。

具体的な相談方法

● 電話の場合：各ハラスメント相談員の院内PHSに連絡して下さい。専門相談員の名簿一覧は〇〇〇、または各部署に掲示してあるポスターに掲載されています。

● メールの場合：下記のメールアドレスにご連絡ください。
E-mail: 〇〇〇〇@〇〇〇〇（ハラスメント事例相談 庶務担当 総務課長宛）

● 文書の場合：総務課長（ハラスメント事例相談 庶務担当）に提出して下さい。形式は自由です。

具体的なハラスメント事案対応の流れは、別添の相談窓口情報およびハラスメント相談・対応フロー図をご覧ください。

(3) 守秘義務と個人情報保護

ハラスメントの相談や申立てへの対応の過程において関与した相談員は、その過程で知りえた関係者の個人情報を保護し、その秘密を厳守するとともに、プライバシーの保護に最大限配慮します。このような関係者の厳格な守秘義務は、お互いの信頼関係を築き維持するための基本であり、安心して何でも話せるための保証となります。

7. ハラスメント防止対策委員会への申請・申立て

ハラスメント相談窓口での相談で問題が解決しない場合、相談者はハラスメント防止対策委員会（以下、防止対策委員会）に対して、所定の手続きを申請または申立てることができます。「手続」には、①説諭の申請（行為の中止を求める）、②調停の申請（話し合いによる解決）、③措置の申立て（相手に対して何らかの措置を病院に求める）の３つがあります。どの方法にするかは、ハラスメントの被害に遭った相談者が決めます。また、いつでも手続きの変更や取り下げができます。相談窓口の相談員は相談者とよく話し合いながら、相談者にとって最善の手続を模索していきます。「申請」・「申立て」の手続きに必要な書類は相談窓口で用意します。

なお、調停または措置の申立てがなされた時点、または、なされる途中で、ハラスメントの疑いのある行為が継続している場合で緊急性があると認められるときは、防止対策委員会は、相談者の意見を聞きつつ、当該行為を排除するために必要な措置を臨時にとることができます。

「申請」・「申立て」手続きの種類

1. **説諭の申請** - 行為の中止を求める対応 -

ハラスメント行為は継続したりエスカレートする傾向にあります。ハラスメントを受けた側は、その結果、ますます不快になり、時には恐怖感を

覚え、職場に出られなくなったりします。このような場合、相手に出来るだけ早く気付かせることが大切です。そこで、相談者の申立てを受け、防止対策委員会が必要と認めた場合、委員会が指名した人が行為者とされる人にその行為が事実であったか確認したうえで、その行為を中止するように注意・説諭します。

2. **調停の申請** - 話し合いによる解決 -

　「調停」とは、ハラスメントに起因する問題を、調停員立ち会いのもと、当事者双方で話し合いをして解決する手続きです。相談者から調停の申請がなされると、防止対策委員会はそれを受理するかどうか検討します。そして、調停の必要が認められ申請が受理されると、防止対策委員会は「調査委員会委員候補者名簿」（候補者名簿）に登録された候補者の中から調停員を選任します。調停には複数の調停員が立ち会います。調停員は当事者間の話し合いを円滑に進めるために必要なサポートをしたり、調停案を提示しますが、具体的にどのような内容で合意するかは当事者が決めます。調停が成立したときは、調停員は合意事項を文書で確認するとともに、防止対策委員会に報告します。

3. **措置の申立て** - 相手に対して何らかの措置を病院に求める対応 -

　「措置の申立て」は、ハラスメントの被害者である相談者が病院に対して行為者の処分などの具体的措置をとるように求める手続のことです。相談者から防止対策委員会に「措置の申立て」がなされた場合、委員会は「申立て」の受理・不受理を決め、その結果をあなたに知らせます。措置の申立てが受理された場合、防止対策委員会は当該案件の事実関係を調査するために、ハラスメント調査委員会をすみやかに設置します。ハラスメント調査委員会委員は「調査委員会委員候補者名簿」（候補者名簿）に登録された候補者の中から防止対策委員会が選任します。調査委員会委員の人選においては男女比を勘案するなど、中立性・公平性を確保するための配慮がなされます。

8. ハラスメント調査委員会　──ハラスメント調査委員会の役割

1. ハラスメント調査委員会（以下、調査委員会）は、申立人の相談者と、被申立人である相手のそれぞれから事情を聴取し、事実関係を明らかにします。
2. 調査委員会は調査を終了させ次第、調査結果をハラスメント防止対策委員会（以下、防止対策委員会）に報告します。
3. 防止対策委員会は、調査委員会の報告をもとに措置の検討をし、どのような措置が適切か結論を出します。
4. 防止対策委員会は措置の結論にその理由を付して、必要かつ適切な措置がハラスメント加害者にとられるよう病院長に勧告します。また、申立人に口頭あるいは文書で回答します。
5. 勧告を受けた病院長は県医療局と話し合いの上、それに基づいて病院としての対応措置を決め、被申立人に対して処分を下します。
6. 防止対策委員会は措置の対応について申立人に措置の内容を報告します。

9. ハラスメント行為に対する懲戒処分

ハラスメントに該当する言動には様々なものがありますが、「**地方公務員法に規定する信用失墜行為、全体の奉仕者たるにふさわしくない非行**」に該当する場合には、懲戒処分に付されることがあります。

10. 相談や申立てに対する不利益な取り扱いの禁止

被害者がハラスメントの相談や申立てをしたことにより、行為者とされるものが被害者を脅迫、威圧したり、報復する等の行為は禁止されています。また、関係職員および関係部署には、被害者が相手方から脅迫、威圧等を受けたり、報復その他の不利益な取り扱いを受けることがないように十分配慮する義務があります。

11. 虚偽の申立て等の禁止

ハラスメントの相談・調停・苦情の申立て・事情聴取に際して、故意に虚偽の申立てや証言を行った者は、就業規則に従って処分されます。

12.（略）

4. 院内で掲示した啓発用ポスターの例

アンガーマネジメント キャンペーン

1月の行動目標

怒りをコントロールし、理想の自分に近づく

今年こそアンガーマネジメントでなりたい自分になる！

アンガーマネジメントとは、決して怒らなくなるということではなく、
1. 怒る必要のあることは上手に怒ることができ、
2. 怒る必要のないことは怒らなくて済むようになる、
その線引きができるようになることを目指すものです．

岩手県立中央病院
ハラスメント防止対策委員会

アンガーマネジメント キャンペーン

2月の行動目標

怒りが増大する原因となる
マイナス感情・状態を十分にケアする

マイナス感情・状態をケアしましょう！

不安、心配、怖れ、焦り、疲労、睡眠不足などの
マイナス感情・状態は容易に怒りの燃料となります．

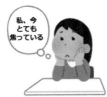

岩手県立中央病院
ハラスメント防止対策委員会

アンガーマネジメント キャンペーン

3月の行動目標

イラッときたら…
今できる事に全集中！

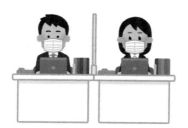

過去と他人は変えられません
未来と自分は変えられます

岩手県立中央病院
ハラスメント防止対策委員会

アンガーマネジメント キャンペーン

4月の行動目標

自分から積極的に挨拶する

おはよう
ございます！

あいさつは
コミュニケーションの
基本！

お疲れさま
でした！

挨拶（禅語「一挨一拶」の略）とは、
「私はあなたに心を開き、あなたを受け入れます」
「私の仲間として、私の中にあなたを認めます」
という友好の気持ちを表すとされます.

岩手県立中央病院
ハラスメント防止対策委員会

資料編　ハラスメント防止対策資料集

アンガーマネジメント キャンペーン

5月の行動目標

自分の「べき」少し緩めてみませんか

・仕事中は雑談するべきではない → **コミュニケーションも必要だよね**

・職場では挨拶するべき → **こちらの挨拶に気がつかなかったのかな？**

・マナーは守るべき → **いろんな考えの人いるよね**

物事はこうある「べき」という信念で
怒りが湧きやすくなります

岩手県立中央病院
ハラスメント防止対策委員会

アンガーマネジメント キャンペーン

6月の行動目標

職場環境改善に向け
意識して感情コントロールしよう！

6月は感情コントロール
強化月間

日本アンガーマネジメント協会では、怒りの感情の
ピークが「6」秒であること、ム（6）カ ム（6）カの
語呂合わせから、6月6日を「アンガーマネジメントの
日」に制定しています．

岩手県立中央病院　ハラスメント防止対策委員会

資料編　ハラスメント防止対策資料集

アンガーマネジメント キャンペーン

7月の行動目標

自分の機嫌は自分でコントロール
できるようになる

自分の機嫌は
自分でとる

不機嫌は職場環境を悪化させ、周囲のパフォーマンスを低下させます. これをセカンドハンド・ストレスと言います.
自分の機嫌は自分でとるのが大人のマナーです.

岩手県立中央病院　ハラスメント防止対策委員会

アンガーマネジメント キャンペーン

8月の行動目標

怒りはリクエスト（要求, 要望）です.
リクエストを上手く伝えましょう.

リクエストは
アイメッセージで

アイメッセージとは「**私**」を主語にして主張する方法で、柔らかい
印象になり、判断は相手に任せることになります.

例）×（あなたは）**このくらいの仕事はできるよね？**

〇（私は）**この仕事を**（あなたに）**お願いしたい**

岩手県立中央病院　ハラスメント防止対策委員会

資料編　ハラスメント防止対策資料集

アンガーマネジメント キャンペーン

9月の行動目標

怒りに感染しないようにする

怒りに感染してませんか？

他人と同じ感情を抱きやすいこと＝「情動感染」でパフォーマンスが低下します

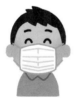

岩手県立中央病院
ハラスメント防止対策委員会

アンガーマネジメント キャンペーン

10月の行動目標

怒りの衝動、
6秒
やり過ごして！

岩手県立中央病院
ハラスメント防止対策委員会

資料編　ハラスメント防止対策資料集

アンガーマネジメント キャンペーン

11月の行動目標

感情に振り回されず仕事に集中する

怒りで作業効率が落ちてませんか？

「イライラして仕事に集中できなかった」

「感情的に怒ってしまったので、人間関係を修復するのに時間がかかった」

岩手県立中央病院
ハラスメント防止対策委員会

アンガーマネジメント キャンペーン

12月の行動目標

人権擁護の観点から
自身の感情をコントロールする

その怒り、他人(ひと)を傷つけてませんか？

12月は厚生労働省が推進する
「職場のハラスメント撲滅月間」です！

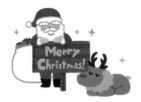

岩手県立中央病院
ハラスメント防止対策委員会

あとがき

　最後までお読みくださり、本当にありがとうございました。

　本書の出版に当たり、多くの方々にご協力いただきましたこと、心より感謝申し上げます。日経ヘルスケアの永井学・前編集長、吉良伸一郎編集長をはじめ、編集部の皆様には約2年にわたり多大なるご尽力を賜りました。「医療現場のハラスメント問題」を提起する貴重な機会を与えていただいたことに、心から感謝しております。

　日経メディカル Online 連載の企画にご尽力いただいた二羽はるなさん、そして同連載から出版に至るまで、労を惜しまず全力で伴走していただいた満武里奈さんに感謝申し上げます。お二人には、大変お忙しい中、遠方の盛岡まで足を運んでいただきました。お二人の迅速かつ的確な対応とサポートにより、私の想いとメッセージを全国の読者の皆様にお伝えすることができました。

　2019年9月に、宮田剛岩手県立中央病院長が立ち上げた「ハラスメント防止対策プロジェクト」のチームリーダーを拝命し、当院の職場環境改善活動がスタートしました。宮田院長の先見の明と強力なリーダーシップがなければ、本書が世に出ることはなかったでしょう。心強い継続的なご支

援に、心より感謝申し上げます。

　また、ハラスメント防止対策とアンガーマネジメント普及活動（通称アン活）に当たり、乱場定吉前総務課長、中島憲司総務課長をはじめとする院内スタッフの皆様には、全面的なご協力をいただきました。本当にありがとうございました。引き続き、何とぞよろしくお願い申し上げます。

　最後に、常に寄り添い、支え、叱咤激励してくれた妻に深く感謝の意を表します。毎晩会議を重ね、相談し合える一番の理解者である彼女の斬新なアイディアや提案がなければ、様々な困難を乗り越えることはできませんでした。

　パーソナルトレーニングとしてのアンガーマネジメントは、ハラスメント防止対策や医療安全に深く関連するだけでなく、医療従事者のウェルビーイングにもつながることが明らかになりました。これからも、より多くの皆様にお伝えしていきます。

　今後も医療現場におけるハラスメントの根絶と、より良い職場環境の実現に向けて、引き続き努力を重ねて参ります。

2024 年 9 月

大浦裕之

PROFILE

著者プロフィール

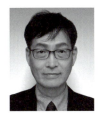

大浦 裕之
（おおうら ひろゆき）

岩手県立中央病院
呼吸器外科 副院長

1988年東北大学医学部卒。2019年から、医療現場におけるハラスメント防止対策に取り組む中でアンガーマネジメントに出会い、(社)日本アンガーマネジメント協会認定 アンガーマネジメントファシリテーター、アンガーマネジメントトレーナー、アンガーマネジメントハラスメント防止アドバイザー資格を取得。

現在、全国各地の医療機関や医学関連学会、大学医学部・看護学部、医師・歯科医師会、看護協会、薬剤師会、指導医講習会などで、ハラスメント防止対策やアンガーマネジメントに関する研修・講演を行っている。2022年からは日経メディカル Onlineで連載の執筆を開始し、全国の医療従事者向けにアンガーマネジメント関連情報を発信中。

【資格】呼吸器外科専門医、日本呼吸器外科学会評議員、日本肺癌学会評議員、医学博士、日本医療機能評価機構 医療クオリティマネジャー、日本臨床倫理学会 臨床倫理アドバイザー、東北大学医学部臨床教授（呼吸器外科分野）、The Best Doctors in Japan 2024-2025、など。

医療現場の
アンガーマネジメント入門

2024年9月17日　第1版第1刷発行

著　者	大浦裕之
編　集	日経ヘルスケア
発行者	田島 健
発　行	株式会社日経BP
発　売	株式会社日経BPマーケティング
	〒105-8308 東京都港区虎ノ門4-3-12

デザイン・制作	株式会社ランタ・デザイン
印刷・製本	TOPPANクロレ株式会社

©Hiroyuki Oura 2024　Printed in Japan
ISBN 978-4-296-20631-5

● 本書の無断複写・複製（コピー等）は著作権法上の例外を除き、禁じられ
　ています。購入者以外の第三者による電子データ化および電子書籍化は、
　私的使用を含め一切認められておりません。
● 本書籍に関するお問い合わせ、ご連絡は下記にて承ります。
　https://nkbp.jp/booksQA